公認心理師・臨床心理士のための

高次脳機能障害の診かた・考え方

中野光子 著

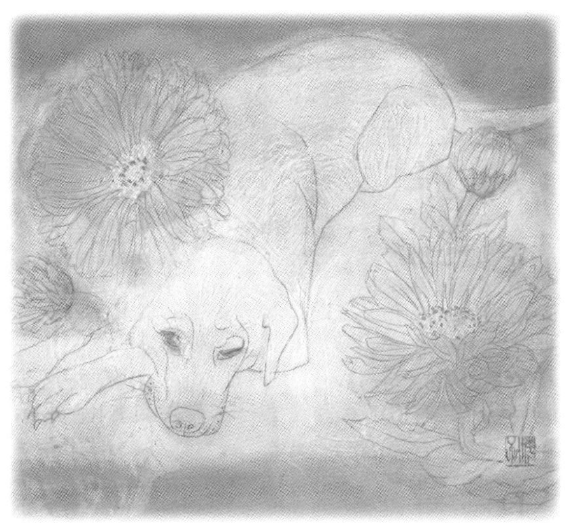

風間書房

序

高次脳機能障害の診断は大変奥が深く難しいが、魅力的な仕事である。医学と心理学のまさに境界領域にあり、両者の知見を必要とする。様々な心理検査や神経心理学的検査を駆使するが、どのような疾患のどのような状態の時に何の検査を選ぶのが適切であるか、検査を選ぶこと自体が難しい。この検査の選択が最も専門性が高いが、基礎学問は心理学である。

高次脳機能障害の診断は心理・神経心理学的検査の結果のみではなく、検査を受けている被検者の行動観察やADLの自立度、社会性に関する情報、また疾患の種類や病歴、病巣部位など医学的情報を必要とする。さらに従事している仕事の内容、経歴、教育歴、日常生活に関する情報など様々な要因を考慮しながら総合的に結論を導き出さなければならない。

臨床全般に共通することであるが、指導者は被検者である患者自身である。貴重な臨床現場を与えられていることに感謝しつつ天井知らずの可能性に近づくべく努力したい。

1996年に高次脳機能障害診断法と自験例を紹介する著書を出版してから、早くも24年が経過した。この世界を知って欲しいとの気持ちで筆者の症例を紹介することが主目的で書いた本であり、診断法そのものは前半にしか書いていない。にもかかわらず、実際にアセスメントを実施している心理師(士)の立場で具体的な方法論を書いた著書が他になかったことから、読者から「この本を頼りに20年間何とか臨床をやってきました」などと言われたこともあり、申し訳ない気持ちで一杯になったものである。

前著の出版直後から次はより具体的なアセスメントの実際に関する本を書きたいと願いながら、こんなに時間が経過してしまった。この間、高次脳機能障害に関連する法制度や社会制度が整い、障害年金や保険の対象ともなり、より信頼度の高い高次脳機能診断技術が求められるようになった。医学の進歩により疾患の定義や分類も日進月歩である。高次脳機能障害のアセスメントの需要はますます増加している。しかしながら、心理学領域では臨床心理学系の大学院でさえほとんど教育していない。

本書は医療現場で働く心理師（士）やST、PT、OTなどcomedicalの方々、これからそのような仕事に従事する事を目指す学生さんを対象に、アセスメントの実際をできるだけ具体的に提示することを目的とするものである。

前著と重なる部分もあるが、とうに絶版となっていることもあり、臨床現場で必要とする情報はあえて書き記した。

目　次

序章　高次脳機能障害の診断とは？

0-1　高次脳機能障害の定義

高次脳機能とは higher brain function の訳である。脳の高次の機能というほどの意味で使用され、当初から厳密な定義があったわけではない。新たに定義しようと思うとなかなか難しい。lower brain function という用語は見たことがないが、あるとすれば生命維持に必要な機能である呼吸や内臓の働きを支配する自律神経、運動、感覚など動物でも持っている機能のことであろう。このような脳機能を想定し、これに対して言語をはじめとする主にヒトしか有しない高度な精神機能というほどの意味で使われてきたと考えられる。

医療現場で診断の対象となるのはこの元来の意義に基づく広義の高次脳機能障害患者である。具体的には知的障害、記憶障害、各種の失語、失行、失認、半側空間無視、遂行機能障害、意欲、人格変化などであり、当然ながら認知症や発達障害も含まれる。

しかし、現在国内で一般用語として使用されている「高次脳機能障害」は2001年に厚生労働省により創設された行政用語であり、行政が認めた障害である。したがって本来の広義の定義とは異なる。

行政用語としての高次脳機能障害は上記の学術的定義よりやや狭く、認知症や発達障害は除かれる。交通事故、労災などによる高次脳機能障害患者を救済すべく定義された用語であり、認知症や知的発達障害者が除外されている理由は彼らはすでに行政による支援を受けているからであろう。

本書では当然ながら認知症や精神発達遅滞も含む広義の高次脳機能障害の診断全般を扱う。むしろ現在心理師（士）に求められる業務の中心は認知症のアセスメントであろう。

0-2　公認心理師・臨床心理士の役割

高次脳機能障害の診断は医学的診断であり、医学的診断を行う権限を持つのは医師である。多くの医療の臨床現場では医師の依頼に基づき心理師（士）、言語聴覚士、作業療法士が客観的な尺度を用いて症状の特性や重症度についてアセスメントを行い、情報を医師に提供している。それらの結果と医学情報を総合して医師が最終的に診断する。

アセスメントと言う用語は検査の成績評価のみを意味するのではない。検査施行中の行動観察や ADL、また仕事や社会性に関する情報をも加味して総合的に行う行動評価であるが、高次脳機能障害が対象の場合は診断に限りなく近い。心理師（士）は依頼者である医師が診断し易いよう情報を提供することが仕事である。医師は心理師（士）の所見をそのまま採用してもよく、部分的に採用してもよく、あるいはそれとは異なる内容の診断書を書くのも自由である。

医療現場では心理師（士）は医師の依頼に応えるのであるから、依頼者である医師が何を目的に依頼したかをよく理解して要請に応えることが重要である。面接や行動観察だけでは分からない症状の有無や特性を診断するには客観的尺度を活用する事が必要不可欠である。一方、検査の結果のみによる判断では十分でないことも明らかである。

心理師（士）が心理検査と神経心理学的検査を施行し、行動観察や面接、介護者からの情報などを総合して高次脳機能障害の有無と重症度やその特性、さらにそれが現疾患により生じたか、生来のものか、加齢によるものかを診断して医師に報告することが出来れば医師は助かるであろう。

高次脳機能障害の研究領域は神経心理学である。神経心理学は心理学と名称がついているが我が国では医学であり、医学会に所属する。しかし、高次脳機能障害の診断に必要な知識は医学と心理学の両領域にまたがることは必然である。両領域に精通することは誰にとっても至難の業であるが、心理師（士）も高次脳機能障害に関連するある程度の医学的知識は学ばねばならない。

高次脳機能障害の診断は心理学でいう広い意味での行動（behavior）評価を行うことである。心理学辞典によれば、行動の定義は「生活体（人や動物）の示す内外の刺激に対する反応の総体。多くは外部に現れた観察可能な活動を指すが、広義には内面の感情、意志、思考などの精神活動やさらには個人自身の経験では接近できない無意識の過程を含める場合もある（吉田光男、1981）。」とある。

また行動評価には多くの心理検査や神経心理学的検査を使用するが、それらの内容、特性、難易度、長所や短所が分からないと適切な検査を選択し、施行することができない。この領域には欠陥がある検査が少なくないが、それらを見抜いて適切な検査を選択することが心理師（士）にとって必須である。これらの尺度の作成や評価の基礎学問も心理学である。

病院で高次脳機能診断を依頼する科は神経内科、脳外科、精神科、神経科、リハビリテーション科、小児科など多岐にわたる。近年は麻酔科、産婦人科など脳とは一見関わりがなさそうに見える科や基礎医学領域でも高次脳機能障害の研究が盛んに行われており、多くの心理師（士）が研究者やテスターなどとして従事している。

現在の医療現場では多くの心理師（士）がカルテを見ることもなく、どんな患者であるか知らないままオーダーされた検査を施行し、検査結果を報告するところで終っている。これでは何年この仕事に従事しても検査施行に熟練するだけであり、まさにテストマシーンである。また、知能検査や神経心理学的検査は客観テストであるからマニュアルを読めば誰でも施行でき、投影法などのように検査施行そのものの専門性は高くない。

心理検査や神経心理学的検査は成績が全てではない。被検者が検査に取り組む姿勢や被検中の行動観察が重要である。筆者は、知能検査を施行する際に必ず同席し、傍らで観察しながら診断されていた小児科医と何年か仕事をしたことがある。3歳児の発達障害の診断であった。この医師は「検査を施行している場面を観察するほど診断し易いことはない」と言っておられたが、まさにその通りであると思う。

また検査結果と検査場面以外の日常生活や仕事場における能力と比較検討することも重要である。仕事における能力に比較して検査結果のみが著しく不良である場合もあり、これと逆の場合もある。

高次脳機能障害は本来検査者自身か、検査施行場面を観察する者かどちらかが診断するべきなのである。検査の成績を見るだけでは検査を施行することにより得られる情報の半分も活用できない。

筆者は長年高次脳機能障害診断法に関する研修会を開催しているが、この研修会にはアメリカやカナダでカウンセラーをしていた人や大学院を修了した人が数人受講している。彼らによれば、当地ではPhd（学位）を取らないと検査を施行できないという。研修会の受講生達は皆修士課程しか修了していないためカウンセラーにしかなれず、検査器具を触ることはもちろん見ることもできなかったという。帰国してすぐに検査を学べる研修会をインターネットで探し、筆者の研修会を探しあてたのだという。ということは、検査を施行しているサイコロジストが診断をしているということであろう。

高次脳機能診断法は確立していない。未だ発展途上にあるため臨床と研究は表裏一体である。通常の臨床では必要最小限の検査で済ますよう心がけるが、貴重な純粋例に出会った時には学会発表や論文にして公表することが望ましい。

第1章　高次脳機能障害の診断の目的

高次脳機能障害の診断の目的は多岐にわたる。まずは高次脳機能障害であるか否かの診断、脳疾患の重症度や鑑別診断、手術や薬物などの治療効果を知るため、リハビリテーションにおける治療方針の指針としてなど純粋に医療領域における要請である。また独居が可能か、社会復帰が可能か、車の運転が可能かなどの適否の診断を求められる社会的要請もある。更に施設入所や障害年金、保険金受給の対象としてなど行政支援を受けるための適否の診断もある。介護制度の発足に伴い認知症のためのデイケアーや施設入所、ヘルパー派遣などが充実してきたが、これらを利用するためには全て医師による診断書を必要とする。

認知症を保護するための法整備も進んだ。成年後見人制度は認知症患者の財産を親族及び他人が管理する制度である。被後見人の対象者の適否は客観的なエビデンスを伴う厳格なアセスメントを求められる。

以下に医療現場で高次脳機能診断を依頼される目的とその対応について記す。

1-1　鑑別診断

1-1-1　高次脳機能障害の有無、重症度の診断

医学的所見と高次脳機能障害の症状を比較検討する。現在の状態は検査施

行や面接からおよそ推測が付くが、それが受傷によるものか元来のものかを判断しなければならない。受傷の前後での変化の有無を本人と家族などから聞く必要がある場合も多々ある。元来の能力や人格が分からないと判断が難しい。また事故や疾患によるショックや怒り、口惜しさ等から心因性の鬱状態になり、高次脳機能障害と紛らわしい症状を呈することもある。

1-1-2　疾患の鑑別の資料として

疾患の種類によって知的機能の低下の有無やその様相が重要である場合がある。例えばある疾患では軽度の知的機能の低下は起こるが重度の低下は起きないとか、低下が急激に起きるか緩やかに起きるか、あるいは低下と回復を繰り返すか否かなどの特性がある。さらに知的機能の低下が全般的であるか、部分的であるか、複数の機能が斑状に低下や回復を繰り返すかなどが注目点である疾患もある。

失語、失行、失認などの高次脳機能障害や意欲、情動などの心的変化、人格変化、行動異常を伴うか否かも重要である。さらに、脳の萎縮と知的低下を伴い認知症と間違え易い失語症もある。これらの鑑別を行うにはその疾患の高次脳機能障害の特性を知っていること、それらを検出できる適切な心理検査や神経心理学的検査を良く選んで施行すること、医学的情報と比較検討しながら丁寧に行動観察や面接を行うことである。

1-2　症状の回復や進行の程度を継時的に診断するための資料として

脳疾患の種類によっては高次脳機能障害が進行する。従って継時的に follow up する必要がある。例えば10年以上毎年アセスメントを繰り返している認知症患者は進行状態が良くわかる。このように再検する場合は初回と同じ検査を繰り返し施行しなければ比較できない。

1-3　手術の前後や投薬等による治療効果を検討するため

この場合も当然ながら同一の検査を再検しなければならない。従って、どの位の間隔を空ければ学習効果に影響されないかが問題となる。治験や研究では通常プラセボを使用するが臨床現場ではそうはいかない。中等度以上の認知症では前回被検者をしたこと自体を覚えていないため学習効果を考慮する必然性はないが、軽度の認知症や健常者ではそうはいかない。少なくとも２週間ぐらいの間隔を空けた方が良いが、学習効果は残る場合が多い。そのことを考慮して結果を解釈すべきであろう。

1-4　治療方針の指針を探るため

疾患の重症度や予後を診断するため、またリハビリテーションにおける治療に際してどんなプログラムを組むかの指針として高次脳機能障害の診断は重要である。まずは全般的知的レベルの程度を知らなければならない。その上で特定の機能低下の重症度や特性を知り、状態に合わせてプログラムを組むことにより有効な訓練が実施できるであろう。

1-5　社会復帰の可能性を診断するため

現職を続けることの適否を診断するにはまず当該患者が従事している仕事の内容と職場環境を理解しなければならない。場合によっては本人のみではなく、家族や職場の上司に会うこともある。

第１に本人がその仕事を全うできる能力や人格が保たれているか否かである。自他ともにリスクが及ぶ仕事であればより慎重にならざるを得ない。例えば医師や乗り物の運転手など命に関わる仕事に従事している場合は厳しくならざるを得ない。また弁護士や裁判官、教師など社会的に影響力が大きく、責任が重い職業もある。会社の経営者であればしっかりした補佐人がいるか否かが鍵となる。

建築家や機械の設計技師は視覚構成能力などそれなりの特殊な能力を必要とする。当該職業に必要な機能を重点的に診断する。

1-6　精神鑑定（司法精神鑑定）のため

法律家が法的な判断をする際、精神障害に関する専門知識や経験を必要とする場合があり、その際参考資料を精神科医に依頼する。刑事事件の被告人の責任能力の有無を裁判官が判断する際に利用される「刑事責任能力鑑定」「成年後見鑑定」などがある。

1-7　障害年金を受給する対象としての適否の診断

厚生労働省が高次脳機能障害を法的制度上認めたことから国の公的な年金である障害年金や保険の対象となった。受給資格があるか否かは医師による医学的診断で決まる。障害年金は病気や怪我などの障害により、労働能力が喪失したり日常生活に継続的に制限が生じ支援が必要な場合、これを障害状態と捉えその障害の程度に応じて障害等級を決定し、支給する。重度の高次脳機能障害は仕事に復帰することが困難であるが、目に見えない障害であることや、脳血管疾患など中高年以降にかかる疾患の後遺症である場合が多かったため、長いこと障害年金の対象とはなっていなかった。しかし近年、交通事故による高次脳機能障害のため生涯仕事につくことができない10代、20代の若者が増加したことから、行政もこれを放置できなくなった。従来から障害年金の対象であった身体障害と精神障害のどちらにも適用せず、救済の道がなかったからである。従って高次脳機能障害のため仕事につけないか仕事を制限されるほど重度であること、及びこれ以上回復が見込めず症状が固定したと医師が判断した時点で診断される。この障害等級を適切に決定するために医師による医学的診断書を必要とする。心理師（士）の役割は医師が診断書を作成するために必要な資料を提供することである。具体的には高次脳機能障害の有無や重症度の診断である。

障害年金の認定基準は厚生年金では１級から３級、国民年金では１級と２級である。各等級に相当する障害は以下のとおりである。

等級	障害の状態
１級	高度の認知障害、高度の人格変化、その他の高度の精神神経症状が著明なため常時援助を必要とするもの
２級	認知障害、人格変化、その他の精神神経症状があり、労働が制限を受けるもの
３級	1. 認知障害、人格変化は著しくないがその他の精神神経症状があり、労働が制限を受けるもの 2. 認知障害のため労働が著しい制限を受けるもの

障害手当金　認知障害のため労働が制限を受けるもの

日常生活の判定は７段階に分けられる。障害者が独居をした場合を想定して、可能かどうかを判断する。

①　適切な食事

配膳などの準備も含めて適量をバランスよく摂ることができる

②　身辺の清潔保持

洗面、洗髪、入浴等の身体の衛生保持や着替え等ができる。また、自室の清潔や片付けができる。

③　金銭管理と買い物

金銭を独力で適切に管理し、やりくりがほぼできる。また一人で買い物が可能であり、計画的な買い物がほぼできる。

④　通院と服薬

規則的に通院や服薬を行い、病状等を主治医に伝えることができる。

⑤　他人との意思伝達

他人の話を聞く、自分の意思を相手に伝える、及び対人関係を維持できる。

⑥　身辺の安全保持及び危機対応

事故等の危険から身を守る能力がある、通常と異なる事態となった時に他人に援助を求めるなどを含めて適正に対応することができる。

⑦　社会性

銀行での金銭の出し入れや公共施設等の利用が一人で可能。また社会生活に必要な手続きが一人でできる。

1-8　成年後見制度の被後見人適用診断

成年後見制度とは認知症、知的障害、精神障害などにより判断力が不十分な対象者を保護・支援する制度である。従来の禁治産や準禁治産制度が差別的であり人権侵害であるとの批判があったことから、この制度に代わり2000年4月、介護保険法と同時に発足した。

禁治産・準禁治産制度は明治時代に制定されたもので、禁治産とは「(家)の財産を治めることを禁ず」という意味を持ち、家制度が廃止された日本国憲法下における民法の精神に合致しない。本人の保護と家の財産の保護が強調されているが、本人の自己決定権の尊重や身上配慮など基本的人権が重視されていなかった。国家権力により私有財産の処分を禁じられ無能力者とされること、また禁治産・準禁治産であることが戸籍に記載されることから抵抗が強く、裁判所の受理件数も少なかったという。

成年後見人は通常、配偶者や四親等までの親族がなることが多いが、他人でも家庭裁判所が認めればなれる。本人の親族以外に法律や福祉の専門家等第３者や、福祉関係の公益法人その他の法人が選ばれることもある。

成年後見制度を利用すると家庭裁判所が選任した成年後見人が本人の利益のため、代理人として契約などの法律行為を行ったり、財産や金銭の管理を行う他、本人が同意した自身に不利益な法律行為を後から取り消すことなどができる。

法廷後見制度は「後見」「保佐」「補助」の３種類あり、判断能力の程度など本人の事情により制度を選べるようになっている。家庭裁判所により選ばれた成年後見人等（成年後見人・保佐人・補助人）が本人の代理として契約など法律行為を行ったり、医療施設や介護施設に入所することに同意したり、手続きを行う。

対象者について法務省は以下のように定めている。

後見　判断能力が欠けていることが通常の方
保佐　判断能力が著しく不十分な方
補助　判断能力が不十分な方

法廷後見人と法廷保佐人は被後見人の同意なしに財産の処分等の法律行為や金銭管理を行うことができるが、法廷補助人は被補助人の同意を必要とする。

被後見人はほとんどコミュニケーションが取れないほどの重度の知的低下や精神障害がある場合である。保佐は中等度、補助は軽度の障害がある場合であるが、それに加えて家人の希望や状況を配慮して決められる。成年後見制度の被後見人としての適否は医師が判断力に関する診断書を書き、家庭裁判所の判事が審判により後見人を選任する。心理師（士）の仕事は医師に診断書を書くために必要な資料を提供することである。対象者の人生を左右する重大な診断であるから責任重大である。

1-9　独居が可能か否かの目安として

長年独居しているうちに重度の認知症になっている場合がある。本人には自覚がなく、近隣の人々の進言と協力で医療にたどり着くことがある。中等度以上の認知症であれば独居はやめるべきである。親族など介護者がいなければ施設入所が必要となる。本人や家族を説得することもあるが、それ以上は地域の福祉課やケアマネージャーなどの専門家に委ねる。

1-10　車の運転免許証更新の適否の診断

75歳以上の後期高齢者は車の免許証を更新するにあたって警察の審査を受けなければならなくなった。神奈川県の場合、神奈川県警察本部交通部運転免許本部運転教育課適正審査係が審査をしている。

車の運転技術そのものは、身体で覚えた記憶であるから認知症になっても保たれている。筆者は重度認知症であるにもかかわらず、車の運転だけが生きがいだからと家族の説得に耳を貸さなかった患者について相談を受けたことがある。筆者はすぐに車を処分するよう家族を説得したものである。

誰でも高齢になれば記憶力、判断力、注意力が低下し、また反応も遅くなる。又、視力や聴力も衰える。信号無視や一時停止違反が起き易くなったり、進路変更の合図を出すのが遅れたりして事故を起こす確率も高くなる。アクセルとブレーキの踏み間違いや逆進行に走行したり、最近では運転しながらお茶を飲み、むせて大事故を起こした高齢者のニュースも報じられている。

そこで警察では視力検査や運転技術の他に「記憶」や「時間の見当識」「手がかり再生」「時計描写」等の検査をしている。「時計描写」は空間把握を見るためであるとされているが、左半側空間無視を検出できる検査であり、車の運転免許証更新用検査として適している。この検査の結果 100 点中 49 点未満であると、「認知症ではない」との医師の診断書が必要となる。

1-11　遺言書を書く能力があるか否かの診断

近年裁判で遺言が提出されると、それを書いた時点で認知症があったか否かが問題とされることがあるようである。そのため遺言書を書く時点で弁護士が医師に認知症ではない旨の診断書を書いて欲しいと依頼することがある。

このように特定の事象に関しての診断を依頼された時はそれを行うためにどのような能力が必要であるかを考え、それが担保できているか否かのエビデンスを示す。可能であれば既存の心理・神経心理学的検査またはその一部を施行して客観性を担保すると良い。

遺言書を書く能力に関しては、住所氏名が書けること、認知症ではないこと、他者とのコミュニケーションが可能であること、自分で考え、判断し、自分の意思を明確に表明できることが客観的に証明できれば良いであろう。

第2章　アセスメントの実際

高次脳機能障害は目に見えない。高次脳機能障害の有無とその重症度を知るためには本人や家族から良く話を聞くことである。明らかに病前とは異なる行動をしているか、本人が何に困っているか、ADLが自立しているか、仕事に支障がないかが鍵である。しかし、それだけではなく客観的な尺度で測定したエビデンスが重要である。心理・神経心理学的検査を施行することが心理師（士）に求められている主たる業務であることは間違いない。客観的な指標として信頼性が担保されたアセスメントを行うためにはいくつか留意すべき点がある。

2-1　環境

心理検査や神経心理学的検査が血液検査や尿検査など医学的検査と決定的に異なる点は、被検者が集中して一生懸命課題に取り組まなければ本来持っている能力を反映できないということである。だからこそ検査の結果だけを見て診断する事には問題があるのであり、施行者でなければわからない情報が多くある。

できるだけ静かな集中し易い環境で施行する事が望ましい。カーテンで仕切っただけの外来で隣のブースから声が聞こえてくるような環境で施行することはできるだけ避けたい。整った良い環境で被検者が精神的、身体的に集中できる状態で、本人の意欲がある時に施行した検査の結果でなければ信頼できる結果は得られない。できれば個室で1対1で面接や検査を施行することが望ましく、原則として家族や介護者は入室させない。家族や介護者には検査や面接の終了後、患者とは別に会う。

2-2　面接

主訴や現在困っていること、以前はできたのに現在できないことや職業、家庭環境等について聞く。本人がどのような生活をしているのか、また高齢者であれば現役時代にはどのような仕事をしていたのか等を中心に本人に答えてもらうが、それで十分でない場合には家族から説明してもらう。家族の訴えと本人の自覚が一致しているか否かは重要な観点である。

面接や検査施行、行動観察でわかることは現在の状態のみであり、その症状が疾患によるものかそれ以前からのものか判断が難しい場合が少なくない。例えば、漢字の読み書きができなくなったとの訴えがある場合、漢字の読み書き能力は個人差が大きいため学歴や仕事の内容、読書が好きか、漢字を書くことが得意であったか、不得意であったか等につき情報を得られないと診断できない。疾患前のレベルが分からなければ現在の状態が現疾患によって低下が起きたのか、誰にでも起きる加齢による低下なのか判断できないからである。

臨床現場で最も多い「物覚えが悪くなった」との訴えに関しても同様である。具体的にどのような場合にどのように覚えられないのか、それがいつ頃から始まったのか詳しく聞く。記憶も元来能力の個人差が大きいため、自覚的に記憶力が良い方だと思うか、不得意であるかについて打診が必要となることもある。学業において何の科目が得意であったか聞くことも参考になる。これらは冒頭にまとめて質問するのではなく、ラポールが十分成立したころを見計らって、あるいは検査終了後に患者の状態を見ながら質問する方が良い。とくに学歴や仕事内容など聞き難い個人情報に関しては質問するかしないか、あるいはタイミングに配慮する必要がある。

依頼された診断目的により面接で聞いておくべき内容は異なるため、診断目的は常に意識して診断にあたる。診断目的が社会復帰である場合は当然ながら仕事の内容について詳しく知り、どのような能力を必要とするかの情報が必要となる。その他、責任ある立場か、その場合は補佐する人がいるか、危険を伴うか否かの情報も重要である。また十分集中して一生懸命努力した結果得られた成績でさえ、それが現実生活における能力を必ずしも反映していないことがありうることも承知しておくべきだろう。そのような誤りに陥らないためにも、本人や家族からじっくり症状や環境について聞くことが重要である。

2-3　行動観察

遅刻せずに約束通り受診できたか否かに始まり、入室した時の態度、質疑応答、話し方、テストの取り組み方など、退出するまでの全ての行動が観察の対象となる。またテストの成績に影響がある視力障害や聴覚障害、運動障害の有無についてチェックすることは重要である。

落ち着いて行動できるか、言語理解力は良いか、失語症や構音障害がないか、反応が速いか、意欲的に集中して検査に取り組めるかなどであるが、場合によっては部屋の外で待っている時の行動も参考になる。

高次脳機能診断は原則として家族は入室させず一人で行う方が良い。そばに人がいると気になって集中できなかったり気がねしたり、できない課題があると家族に依存することもある。但し幼児の場合、親から離れることで不安が強い場合は親を入室させることがある。その場合はなるべく被検者の視野に入らない位置にいてもらう方が良いが、親との分離不安が強い場合は親の膝の上で検査する事もある。

高齢者が対象である場合、難聴や視力障害者が多い。それに気づかず理解力が悪いと決めつけないよう細心の注意を要する。筆者は難聴者用にメガホンと、よく使用する検査は１題ずつ大きな活字で打ち出したＡ４紙の束を筆談用に用意しており、必要に応じて使用している。数唱の逆唱には使えないが、ほとんどの設問に利用できる。視力障害用には老眼鏡を用意している。

また、検査を受けることに対して強い拒否感を持っている被検者には無理に検査をしない方が良い。体調が悪い場合も同様である。検査を受けることを望まない理由として、検査目的に関して十分説明を受けていない場合があり、「なんでこんな検査を受けなくてはならないのか」と聞かれることがある。その場合は改めて丁寧に説明する。それにより納得して協力的となり施行できることが多いが、常にそうであるとは限らない。自分の弱点が明らかにされることを予想し、侮辱されると感じて強硬に拒否される場合は諦める。再検した際に何年も前に受けた検査で「できなかったことが悔しくて眠れなかった」と話す患者もいる。逆に検査終了後に「楽しかった」「今日来て良かった」と言って帰って行く患者もいる。前もってプライドが高く、検査を受けることに拒否的であるとの情報が入っている患者でも、やり方次第で難なく施行できる場合もある。

近年、交通事故や労災で高次脳機能障害が保険金受給の対象になったことにより裁判が全国で頻発している。裁判を起こすことが決定してから、即ち検査の結果が不良であるほど利益がある事がわかってから受けた検査結果は信頼できない。故意に成績を下げようと思わなくても全力投球はできないだろう。逆に、認知症の診断では成績が悪いほど介護レベルが上がり手厚い介護が受けられるにもかかわらず、家族は何とかして少しでも良い成績を取らせたく、検査の待ち時間に一生懸命「今日の年月日」を教えている場面を目にすることがある。家族の心理とはこういうものなのかとあらためて知らされる。

「今日の年月日」は重要なオリエンテーションの課題であるから、認知症のどのスクリーニングテストにも含まれており、患者は度々この質問を受けていることが多い。この課題ができるかできないかは診断上重要ではあるが、他の記憶課題の成績と不相応にこの課題だけ正解する場合は本人が準備したり特訓されている可能性がある。要注意である。

2-4　高次脳機能障害診断の実際の流れ

筆者が日常臨床で行っている流れを以下に紹介する。誰に指導してもらったこともないが、長年この仕事に携わっているうちに自然にこうなったというほどのものである。これがベストではないが、参考にして自身で工夫して欲しい。

1　依頼書やカルテを読む

できれば医師から直接説明を聞くなどして疾患名や発病時期、損傷されている脳部位、症状等の情報を得ることが望ましい。しかし筆者は長年フリーで働いており常勤で働いたことはなく、医師から直接説明を聞けるチャンスは少ない。

現在の勤務先は認知症の診断を主たる業務とする神経内科病院と年齢や疾患、損傷部位が多岐にわたる総合病院の脳外科である。後者では高次脳機能障害の診断が必要な患者が受診すると予約の電話やメールで依頼されるが、この予約段階でこれらの情報を知らせてもらっている。簡単な病歴、症状、損傷部位、診断目的が分かれば使用する検査のおよその見当がつく。種類によっては医療現場に検査器具がなく、私物を持参することもある。また既存の検査で測定できない症状がある場合はその症状を客観的に示せるような材料や刺激カード等を自分で作成して持参することもある。例えば、かつて他院から数列だけ覚えられなくなった患者を紹介されたことがあるが、この時は刺激として３桁から10桁まで各２種類ずつの数列を聴覚刺激としての読み上げ用と視覚刺激用にカードで作成して持参した。

2　ラポール（信頼関係）を築く

検査に入る前に緊張をほぐし十分な信頼関係を築く必要がある。

主訴や体調について聞くほか、何に困っているのか、現在誰と一緒に暮らしているのか、毎日どのように過ごしているのかなど家庭環境や現在の状況などについて質問する。また今後の希望等を聞いているうちにおよその知的レベルや生活状況が推測できる。できればこの間にラポールが築けることが望ましい。

3　書字、模写など非言語性課題を施行する

前もって白紙と鉛筆を用意しておき、住所と氏名、簡単な書き取りや図形の模写など非言語性の課題を実施する。きちんと自分の住所、氏名が書けるか否かは重要な基本的情報である。認知症の診断では住所を正確に書けない人に出会うことが多い。書けない場合は口頭で正しく答えられるか否かを確認する。施設入所している場合は現住所は知らないことが多いため以前に住んでいた自宅の住所を書いてもらうが、それも難しいことが多い。自宅に住んでいても現住所ではなく、大昔に住んでいた住所を書く人も少なくない。特に高齢者が子供時代に住んでいた実家や学生時代の住所を書くことがあり、古い記憶ほど保たれ易い。

住所、氏名の他にも筆者は誰でも書ける簡単な書き取り（鈴木ビネー式知能検査の 36 問 MA8 歳級）や図形の模写（11 問 3 歳 10 か月級）や記憶再生（44 問 MA 10 歳級）など非言語性の課題を冒頭に行うことが多い。場面に慣れるまでは口頭で答えさせるより非言語性の課題を施行する方が被検者にとって楽であるように見える。

4　面接内容や行動観察、診断目的を考慮して適切なテストバッテリーを組む

但し、検査施行中に必要性を感じて検査の種類を変更したり、追加することもある。

5　心理検査・神経心理学的検査を施行する

臨床場面では診断の目的を達成できる最も負担が少ない検査を選ぶ。高次脳機能障害の診断は大がかりな検査をすることより、患者の状態を具体的に詳しく聞くことに重点を置くことが大切である。不慣れな検査者がどんな検査であるか知りたいため、あるいは練習のためにやってみるなどということが多々あるが、感心しない。限られた貴重な時間を不必要な検査の施行に使わないことである。

心理検査は通常順番通り施行することとなっているが、筆者は臨床現場では患者の状態に合わせて本人にとって重要な課題、適切なレベルから始めることが多い。被験者が患者の場合はいつ体調不良で検査を中止しなければならない事態が起こるかもしれない。また、適切なレベルとは、できるかできないか分からないレベル、即ち一生懸命やらないとできないレベルである。易しすぎる設問を続けて施行すると侮辱されたように感じられる可能性があり、答えられないような難しすぎる課題を続けても嫌気がさして拒否的になられることがある。「なんでこんなことをやらなくちゃいけないんだ」などと不快感を露わにされるのは、検査者の施行法に問題がある場合が多い。

筆者は記憶障害や認知症が疑われるが軽度であると考えられる場合は、簡単な書き取りなど書字課題をさせた後、鈴木ビネー式知能検査の43問と44問を施行する。MA10歳級の記憶の問題であるが、健常成人でも少し緊張を強いられる課題である。この課題を施行した後はごく易しい課題を出題されても素直に応じてくれることが多い。プライドが傷つかずに済むからだろう。

通常の臨床ではより能率的で負担が少ない検査で診断できるよう心掛けるべきであるが、特に貴重な症例で学会発表や論文を書くため、あるいは裁判の資料として提出することが目的である場合は有名な検査は全て施行しなければならない。

6　検査終了後の方がよい場合が多いが、元来の知的レベルが分かることを聞く

病前に携わっていた仕事の内容についてできるだけ詳しく情報を得ることが最も良く分かる。例えば「公務員」とか「会社員」と答えた場合は、それで納得せず仕事の内容を具体的に聞く必要がある。学歴も可能であれば聞く。ただし、学歴は能力より経済力など家庭環境に左右されることが多い上に戦争もあった。高齢者の場合はとくに必ずしも能力を反映していない場合があることに留意する必要がある。

近年筆者はやや症状が重い高齢者には、「最後に卒業した学校の名前を教えて下さい」と尋ねることが多い。この場合、学歴と同時に古い記憶が保たれているか否かがわかる。

7　結果を伝える

筆者は原則として検査結果を本人に伝えることにしている。認知症の場合は介助者（同伴者）に伝える。その場でわかった範囲で、できるだけ本人のプラスになるような伝え方をする。IQ の数値はそのまま伝えない方がよい。検査の結果を数値で算出する時間がなくとも、およその成績はその場でわかる。

筆者は精査が必要な場合を除き 1 回の受診で終了するよう努めている。医師が他の医学的検査結果とともに後日再度説明することが多い。

8　同伴の家族など介護者に会う

中等度以上の場合には付き添いの家族に結果を伝え、また ADL や問題点などについて尋ねる。本来は検査の結果を算出してからの方が良いが、筆者の場合、患者と入れ違いに家族が入室するからその暇はない。

9　検査結果を算出する

10　カルテないしは報告書に結果と所見を書く

施行した検査の種類とその結果を書く。また難聴や視力障害がある、拒否的である、集中力に問題がある、環境が騒々しい、出入りがあるなど、検査結果に影響を及ぼしそうな条件があれば書く。またADL、予後やリハビリに役立ちそうな情報が得られればそれも書く。依頼された医師に会えるのであれば、一言でも口頭で結果を伝えられるとなお良い。

2-5　高次脳機能診断申込書

高次脳機能診断を依頼する医師に直接会って患者についての情報や検査目的を聞くなどコミュニケーションを取りながら行うことが理想的である。しかし、実際の臨床現場では医師は多忙であり、それが叶わないことが多い。

筆者は申込書を前もって作成して外来の看護師に預けており、依頼者に記入してもらっている。筆者はこの申し込み書とカルテを見ておよそのテストバッテリーを予想してから、患者に会う。

すでに述べたように、個々の検査は検査者が選びたいが、例えば知能、記憶、失語症の中のどの範疇の検査を希望するかは医師に選んでもらう。たとえば失語症などは初期には症状として表れていたのに、時が経過して筆者が会う時期には一見消失していることがある。このような場合、失語症検査をすると軽い失語症が残っていたり、読み書き障害が見つかったりすることもある。依頼する医師の希望を尊重したい。

高次脳機能診断申込書は、以下の項目から成る。

A．検査目的

心理師（士）は依頼された検査目的に合わせてアセスメントを行い、明快に応えることが大切である。

B．知能診断　記憶診断　失語症の検査の中から希望する検査群に印をつけて下さい。

C．検査の種類は症状と目的に応じて検査者が選択させて頂きますが、特に希望される検査があれば、検査名とその理由を記入して下さい。

D．診断名

疾患により知的障害の重症度や様相が異なる。またその他の高次脳機能障害を伴う場合もある。

E．現病歴

高次脳機能障害が現疾患により生じたのか、加齢によるものか、あるいは病前からあったものか知るために必要な情報である。

F．MRI 等の検査結果を含めた病巣部位

高次脳機能障害は責任病巣とされている脳部位と必ずしも一致しないが、少なくともどこが損傷しているかを認識してアセスメントを行う方が良い。

G．その他、現在問題になっている事柄や検査時に注意すべきことがあれば記入して下さい。Fig.1 に依頼書の実例を示す。

Fig.1　高次脳機能検査依頼表

Imprint the card here

高次脳機能検査申込書

カルテ番号
患者名　外来　入院
生年月日　年齢（　）
依頼医師名
医師コール（　）
検査依頼日　年　月　日
検査予定日　年　月　日

A.　検査目的

B.　以下の検査希望項目を選んで、○をつけてください。

1　（　）　知能診断
2　（　）　失語症の診断
3　（　）　記憶障害の診断
4　（　）　その他、具体的に（　）

C,　検査の種類は症状に応じて検査者が選択させて頂きますが、特に希望される検査があれば、検査名とその必要な理由をお書きください。

D.　診断名

E.　現病歴

F.　病巣部位について、検査結果などを含めて、お書きください。

G.　その他、現在問題になっている事項や検査施行時に注意すべきことがありましたら、お書きください。

2-6　アセスメント

神経心理学的検査は脳損傷により生じた症状を客観的に検出する目的で作成されており、必ずしも標準化を必要としない。健常者には起こり得ないような障害、例えばそれまで知的レベルが高い仕事についていた人がある時平仮名の読み書きができなくなったり、左側に曲がれなくなったり左側の壁に頻繁にぶつかるようになった場合、これらの症状を説明できる客観的なデータを示すことが必要である。読み書きや絵を描かせることにより障害を客観的に示せれば、これらも広い意味で検査である。

高次脳機能診断で必須の検査はほとんど客観テストであるからマニュアルを読めば誰でもできる。しかし、その扱いは大変難しい。数多くある検査は内容も多様で難易度も所用時間も異なる。検査を選ぶためには当然ながらその検査が作成された目的、内容、難易度、特徴、長所、短所を熟知していなければならない。

各種の心理検査と神経心理学的検査を施行できるようになるだけでもかなりの労力と時間を要するが、実はここまで来てやっとスタート地点に立てたと思って欲しい。実際に検査を施行した者にしか得られない数多くの情報に導かれつつ、いつしか少しずつ選択できる引き出しが増えてゆくことが実感できるとやりがいが出てくる。検査目的と被検者の状況から必要かつ最少の負担で済む検査を選ぶことが望ましい。

高次脳機能診断には多くの心理検査や神経心理学的検査を使用するが、現実生活における能力と検査結果が必ずしもイコールではない。検査を施行することにより重要な客観的指標が得られるが、基本は実際に障害があるかないか、ある場合はその重症度であり、それが疾患により生じたものであるか元来のものか、あるいは加齢相応であるか否かの診断である。医学的情報、本人との面接、行動観察、検査の成績などから、実生活における行動が健常範囲であるか否かを判断するが、重症度に応じて家族など介護者から情報を得ることが必要である。

どのような状態の患者を何の目的で診断するかによりバッテリーの組み方が異なる。検査内容は実際に検査を施行するか自分が被検者を体験することが一番良く分かる。新しく勉強する検査は内容を知る前にまずは自分が被検者を体験することが望ましい。自分の能力は自分が一番良く知っているから、この検査で自分が何点取れたかが今後この検査を施行する際の指標となる。

2-6-1　全般的知的レベルの診断

高次脳機能障害を診断するにあたり、まず押さえておくべきは全般的知的レベルである。

全般的知的レベルは見落とされがちであるが、実はこれが高次脳機能障害の診断の核となる。

高次脳機能障害の診断は当該の障害と全般的知的レベルとを比較検討することが基本である。知的レベルが一定の基準に保たれており、通常ならこの知的レベルではそのような症状の出現が説明できない場合と、全般的知的レベルが低下しており当然の結果として特定の知的機能も低下している場合とはっきり判別することが重要である。

例えば記憶に障害があることが分かったとしても、それだけでは認知症であるか記憶障害であるかわからない。記憶は全般的知的レベルを形成している重要な要素であるから、全般的知的レベルが低下している場合は当然の結果として記憶も低下する。通常どの程度の全般的知的レベルでどの程度の記憶障害が生じるかを知っていなければ記憶に関する高次脳機能障害の診断は困難である。

全般的知的レベルは本人や家族からの情報である程度推測できる場合もあるが、検査を施行しないと分からないことが多い。現在従事している仕事の内容などから明らかに健常レベルであることが分かる場合を除き、知能検査を施行することが最もオーソドックスである。知能検査を施行し、知能検査で網羅できない高次脳機能を各種の神経心理学的検査で測定することが基本である。知能検査は古い歴史を持ち信頼性や妥当性の検討も十分行われてきている。しかし、Wechsler式知能検査があまりに所要時間がかかるため、臨床現場では知能検査を施行することが敬遠されてきた。また往々にして知能があたかも全ての知的能力を表しているかのように誤解され易い事も問題である。

筆者は全般的知的レベルが低下していることが明白であるか疑われる場合、すなわち知的レベルを診断することが目的である場合は鈴木ビネー式知能検査を施行している。全般的知的レベルが健常範囲であることが推定される場合は、WCST（Wisconsin Card Sorting Test）を施行してそれを確認してもよい。

ただ元来の能力が非常に高い場合は、現時点で健常者の加齢相応レベルが保たれている場合でも、本人にとっては加齢相応より低下している可能性がある。検査をする前の面接でよく打診して元来の能力の見当をつけておき、加齢相応レベルを推測するしかない。低下している可能性があればきちんと知能検査を施行する。

2-6-2　当該疾患により生じたか？　それ以前からある障害か？

交通事故や血管障害、手術後に高次脳機能障害が起きた場合は分かり易い。このように急性に発症する疾患は発症前の状態が分かり易いからである。従事している仕事の内容や性格、社会性、ADLなどから判断する。しかし、慢性疾患やいつ発症したか定かではないような脳疾患ではその判断が難しい場合がある。

筆者はかつて脳腫瘍の患者の高次脳機能診断を依頼され、中等度の全般的知的レベルの低下を認めたことがあった。しかし、これが脳腫瘍による低下であるのか生来低下があったのか定かではなかった。このような場合は面接で仕事の内容や学歴についてしっかり情報を得ることである。本例はごく単純な仕事にしか従事しておらず、義務教育しか受けていなかった。また決め手にはならないが、書字や行動観察からも発達障害の可能性があると推定された。

脳疾患がある患者が何年か経過しているうちに認知症を合併することもある。現在ある高次脳機能障害が脳疾患によって起きているのか、あるいは後から認知症を合併したのか判断することが難しい場合もある。このような場合は最初の疾患の発症直後から経過を追って検査を行い、低下の有無を確認してあれば分かり易い。

第3章　高次脳機能障害の種類

ヒトの脳は左右の半球に分かれており、体性感覚野、聴覚野、視覚野、運動感覚などを司る脳領域は左右半球の対称的な位置にある。左右半球は脳梁と呼ばれる太い交連繊維の束で繋がり、各細胞群は脳梁を通じてお互いに連絡しあっている。

かつては左半球を優位半球、右半球を劣位半球と命名していた。古い文献にはそのように書かれている。左半球には言語野があるため判断、思考、計算、発話、理解などヒトに特有の高度な能力を生み出しているが、これに対して右半球は知的な機能を持ち合わせていないと考えられていたためである。しかし近年、実は右半球には非言語性の重要な機能があることが判明したことから左半球、右半球と名称が改められた。左右半球の機能は神経が交差しているため右半球損傷は左片麻痺を、左半球損傷は右片麻痺を伴い易い。

左半球損傷による代表的な障害は失語症である。言語障害は少し話をすれば傍からすぐに分かる。また話し難さや言語理解力の低下など病識も強くあるので本人も苦痛であり、訴えもする。しかし、代表的な右半球損傷である左半側空間無視は劇的な症状であるにもかかわらず傍から見て障害の存在が分かり難い。さらに病識が乏しく本人も訴えない。そのため長いこと注目されず、放置されてきた。リハビリテーション領域で早期から言語聴覚士を育て失語症患者を訓練してきたことと対照的である。

言語野と利き手の関係については長年様々な仮説が提唱されてきたが、定説が確立するには至らなかった。しかし近年、fMRIをはじめとする最新の医療機器を用いた研究から、言語野は純度の高い右利き（者）も左利き（者）も圧倒的に左半球局在が多いことが報告されている。

Knecht et al.（2000）は326名の健常者にfunctional transcranial doppler sonography*を使用して利き手と言語局在の関連性の有無を検討した結果、右半球の言語局在は純度の高い右利き（者）（Edinburgh Handedness InventoryでLQ = + 100%）では4%、両手利き（者）は15%、純度の高い左利き（者）（LQ=－100%）は27%であった。またSzaflarski et al.（2002）は50名の非右利き（者）（Edinburgh Handedness InventoryでLQ =－100~52）の健常者を対象にfMRIを使用した実験を行った結果、言語野の右半球局在は8%（4/50名）、両半球局在は14%（7/50名）、左半球局在は78%（39/50名）であり、左利きの純度の高さと相対的に右半球の言語局在が増大するとしている。

以上の様に利き手は脳機能と密接な関連性があるため高次脳機能障害を診断するに際し、まずは利き手検査を施行して左右半球の機能局在の可能性について予備知識を得ることが重要である。筆者は認知症以外の高次脳機能障害患者の診断に際しては、Edinburgh Handedness Inventoryを施行して右利き、左利きの純度を測定してから他の神経心理学的検査を施行している。

医師が診察し、高次脳機能障害の診断を必要とされた患者が心理師（士）に送られてくる。従って、原則として意識障害や覚醒レベルが低いなど検査施行が困難な症状の患者に出会うことは少ない。

鬱状態で行動面が低下する場合もあるが、鬱とは無関係に発動性が低下し自発的な行動が見られなくなる場合がある。自分の意志で計画し、それに向

---

* functional transcranial doppler sonography: fTCD
  機能性経頭蓋ドップラー超音波検査
  神経活動の変化から脳血流を測定する。言語局在を測定するのに有効。

かって行動する能動性が減退するのである。その極端な場合を無為（abulia）と言う。一日中壁に向かってただボーっと座っているだけで毎日が過ぎていく状態である。その最も極端な例が無動無言症（akinetic mutism）である。高次脳機能障害の診断では記憶障害をはじめとする知的障害の診断に目を奪われ易いが、その前提として感情や意欲などの精神状態に注意する必要がある。

3-1　記憶

かつては代表的な高次脳機能障害は失語、失認、失行であると教科書に書いてあったものである。高次脳機能障害はこのように失がついている用語が多い。これは一度獲得された機能が失われたという意味である。英語では aphasia, agraphia, apraxia のように単語の先頭についている a を翻訳したものであるが、実際には「失う」という意味ではなく「障害」の意味で使われている。したがって、例えば重度の失語症とか軽度の失語症など重症度が問題にされる。

しかし、実は医療現場で最も多く求められる診断は記憶の障害である。全般的知的レベルが保たれており記憶のみが障害されていれば記憶障害であり、記憶以外の理解力、思考力、判断力等の知的機能も低下しており、自立できないほどのレベルであれば認知症である。

記憶障害のアセスメントに携わるためには、まず基本となる記憶の種類と定義が心理学と臨床医学で異なることを知ることが必須である。全般的知的レベルを測定する検査としては知能検査が最も信頼性が高いが、これは心理検査であるから心理学的分類と定義が採用されている。一方特定の高次脳機能障害を診断するには各種の神経心理学的検査を使用するが、これらは臨床医学的記憶の分類と定義に従って作成されている。このように、検査の種類により記憶の分類とその定義が異なることが分かっていないと記憶障害の診断はできないといっても過言ではない。

3-1-1　心理学における記憶の研究

記憶とは以下の3過程を言う。

①　事象を取り入れる（input, registration）

②　把持（retention）する

③　取り出す（recall）

記憶は認知機能を支える重要な働きであり、古くから心理学領域で研究が行われてきた。ライプチヒ大学の哲学の教授であったWunt（1832~1920）がそれまでの哲学的な心理学とは異なり実証的に精神機能を研究することを構想し、1879年実験心理学研究室を開設した。ここから科学としての心理学が新しい研究領域として歩みを始めたのである。

心理学における記憶研究の流れは2種類の理論により織りなされた流れがある。一つはEbbinghaus（1885）が創始し、行動主義心理学に引き継がれ、その後連合理論に至る流れであり、もう一つはゲシュタルト心理学やBartlett（1932）を源流とし、認知心理学を台頭させ、日常記憶研究に至る認知理論である（高野, 1995）。

Ebbinghaus（1850~1909）はドイツの心理学者であり、記憶に関する実験心理学的研究の先駆者である。当時の常識では考えられなかったが、自分自身が被験者となり高次脳機能の精神過程に関する実験研究を行い、保持時間の長さにより忘却率が如何に変化するかを調べた。その成果が有名なエビングハウスの忘却曲線である。彼はまた反復学習の分散効果を発見した。彼が用いた実験パラダイムは無意味綴りのリストを系列的に学習させるものであるが、これはイギリスの連想心理学の影響を強く受けている。Ebbinghausはある観念から別の観念へと連想が生じるのは観念と観念が連合しているからであると考えた。

記憶の実験では刺激として使用する単語を誰にとっても同じ難易度にすることが最大かつ重要な課題である。しかし、潜在的に個人が持っている知識や感情によって記憶し易い単語とそうでない単語がある。Ebbinghaus は連合が形成される過程を分析するには学習項目間の連合が最初から連想関係にあってはならないが、意味のある単語を実験刺激に使うと学習を始める時点ですでに項目間の連合が形成されている可能性があると考えた。そこで、実験を受ける前に学習している刺激は難易度に個人差があるとして避け、究極的に意味がない無意味綴り（ナンセンス綴り）を考案して実験に使用した。無意味綴りは WOZ　CIK などのように母音 - 子音 - 母音から成る３文字綴りを考案した。しかし研究の結果、無意味綴りでさえも音節の並び方で意味を持ち易さが異なることが分かったことから、さらにその中から特定の意味を持つ可能性が低い音節の列を選んで実験に使用した。

この流れは行動主義心理学に引き継がれ発展した。行動主義の基本主張は研究対象を「意識」ではなく外から観察可能な「行動」に限定することであり、これにより科学としての心理学が成り立つと考えた。複雑な行動も分析すれば単純な刺激と反応の連合に還元できるとし、連合が形成される過程である条件付けを主要な研究課題とした。実験パラダイムとしては刺激（S）と反応（R）の連合の形をとる対連合学習（paired associate learning）ではなく、外から観察できる行動に限るとした。

認知心理学では記憶を情報処理のプロセスの一環として理解している。即ち二重貯蔵モデルに基づいて記憶を短期記憶と長期記憶に分類している。ヒトの記憶はごく短時間だけ情報を保存しておく短期記憶と大量の情報を半永久的に保存しておく長期記憶の２種類のメカニズムからできているとする理論である。近年短期記憶は作動記憶（working memory）というモデルにより機能の面から解釈するようになった。

心理学においては保持している時間の長さや記憶する対象の種類、感覚器官の違いなど様々な種類の記憶について研究され、これらの実験心理学的研究を基礎に記憶が分類され、定義されてきた。しかし臨床医学では、この心理学的定義と分類では説明できないたった一人の記憶障害の患者であるHM氏が出現したことから、心理学とは異なる記憶の定義と分類を採用せざるを得なくなった。

HM氏は臨床神経医学領域では「世界一有名な患者さん」として知られ、高次脳機能障害の診断に最も貢献した。彼の病状と彼を被験者にした実験研究の成果は記憶の種類と定義に重大な革命をもたらし、その結果記憶に関するほぼ全ての神経心理学的検査を改訂せざるを得なくなったのである。生前は実名を伏せられていたが、没後Henry Gustav Molaison氏であることが公表された。臨床神経医学におけるこれだけ偉大な功労者であるから当然であろう。

同じWechsler社が出版しているにもかかわらずWechsler式知能検査とWechsler式記憶検査では記憶の定義と分類が異なるが、この事実は以上の経緯を知らなければ理解できない。しかも各々の検査の施行結果の指標であるIQとMQは比較できることになっているのである。記憶障害の診断を行う際はこの点を常に留意しなければならない。

3-1-2　心理学的記憶の分類

以下は臨床家が知っておくべき主要な記憶の種類である。

閾下記憶（subliminal memory）

記憶したことの自覚はないが、それ以降の記憶にプラスまたはマイナスの影響を与える記憶。

感覚記憶（sensory memory）

感覚器官を通じて脳に入ってきた情報は意味分析もされない生の感覚情報

のままごく短時間感覚器官（感覚登録器）に蓄えられる。これが感覚記憶で視覚情報は画像として約１秒間、聴覚記憶は音響として約４秒間保持されるという。映画やテレビの映像１コマずつ異なる画像であるのに、短時間に多くの画像を見ると連続して見えるのはこの記憶の働きによるものである。また多くの異なる音を短時間に聞くとそれが繋がってメロディーとして聞こえるのも感覚記憶のお蔭である。

短期記憶（short term memory）

短期貯蔵庫にほんの短期間保存される記憶である。短期記憶の容量は小さく、7 ± 2チャンクである。１チャンクは１文字の場合も１単語の場合も１文の場合もあるが、すでに学習されて１塊になっている情報である。保持時間に関しては議論があるが50秒から１分間ぐらいとされている。

Peaterson & Peaterson（1959）は３文字の無意味綴りを覚えさせた後、他の課題を行わせ、リハーサルをさせなければ約18秒後には10%強しか再生できないことを実験的に示している。近年は短期貯蔵庫に性質の異なる処理を行う作業記憶システムを仮定している。このように当座の精神活動を支える記憶である。

長期記憶（long term memory）

短期記憶を繰り返し学習する、あるいはすでにある知識や強い興味、関心など感情と結びつくことにより長期貯蔵庫に送られ、半永久的に保存される。近年は長期貯蔵庫の細分化を考えるなど、この貯蔵庫仮説はさらに発展しつつある。しかし、これらの貯蔵庫仮説はあくまで仮説であり、実体があるわけではない。貯蔵庫仮説の代わりに処理水準を中心に情報の処理方法をより連続的なものであると考える研究者もいる。

3-1-3　HM 氏　純粋健忘（pure amnesia）

HM 氏（1953 ～ 2008）は難治性癲癇の治療のため 27 歳の時に脳外科医 Scoville により側頭葉内側面を広範囲に切除された。この領域が癲癇の発生源とされたからである。即ち海馬、海馬傍回、偏桃体の約 2/3 が切除された。温存された海馬も委縮しており機能しなくなった。その結果癲癇発作は軽快したが、新しい事象を覚えられなくなり自立した生活ができなくなった。そのため両親や親類の世話が受けられなくなった後は終生施設での生活を余儀なくされた。しかし、記憶を除く知的機能全般は健常に保たれ、言語能力も正常であった。

HM 氏が研究に協力的であったため、世界中の記憶の研究者が彼を被験者として数多くの研究を行ったばかりか、没後の現在も彼の脳は病理学的研究の対象として提供され、特定の脳領域が記憶形成に果たす役割の研究に貢献している。

彼は新しい事象を覚えられなかった。現在どこに住んでいるのか、誰が面倒を見てくれているのか、今朝何を食べたか全く答えられなかった。今年は何年か尋ねると最大 43 年も古く答えた。年齢を聞くと 10 歳～ 26 歳若く答えた。現在の大統領は誰かと聞くと「分からない」と答えたが、N が付くとヒントを与えると「ニクソン」と正答した（Corkin, 1984）。

このように明らかな記憶障害があるにも関わらず、注意を集中している間の短時間の記憶（短期記憶）は良好に保たれていた。知能検査の短期記憶の課題は数唱問題であり、長期記憶の課題は知識である。彼は数の順唱は 7 桁、逆唱は 5 桁再生できるが、健常者の短期記憶の容量は 7 ± 2 桁（チャンク）であるから健常範囲である。

HM 氏は空間知覚課題もほぼ正常であり、入り口から 2 階にある自室やトイレなどにそれほど苦労なく行けた。また知覚―運動課題も正常で学習効果があった。例えば、毎週行っている鏡映追跡やターゲットを追跡する課題などがそうであった。しかし、毎週同一の研究者が同じ課題の実験をしているという事実は全く覚えていなかった。従って毎回初対面の挨拶を行い、実験内容を説明し、実験の被験者として協力してくれるよう依頼してから実験を始めなければならなかった。しかし、実験の成績は先回より良好で学習効果を認めたのである。

HM 氏を被験者にしたこれらの数多くの実験研究から、記憶には多種多様な種類があり、損傷された脳の部位により障害される記憶の種類が異なることが明らかになった。

Table 1 は Wechsler 式知能検査（Wechsler Intelligence Scale）と Wechsler 式記憶検査（Wechsler Memory Scale, WMS）の結果（IQ と MQ）を比較したものである（Corkin, 1984）。Wechsler 式知能検査の結果は健常範囲（normal）であるのに Wechsler Memory scale の遅延記憶（delayed memory, recent memory）は顕著な低下を認め、新しい事象を覚えることができないことが分かる。動作性ＩＱ（PIQ）はむしろ優秀である。

Table1　HM 氏の WAIS と WMS の結果の比較（Corkin, 1984）

	W-B（IQ）					WMS（遅延記憶）0~14 点		
	Age	Test	VIQ	PIQ	FIQ	MQ	遅延記憶	
手術前							言語性	動作性
1953	27	W-B Ⅰ	101	106	104	*	*	*
手術後								
1955	29	W-B Ⅰ	107	114	112	67	*	*
1962	36	W-B Ⅱ	109	125	118	64	1	0
1977	51	W-B Ⅰ	107	126	118	74	5	0
1978	52	W-B Ⅱ	91	104	98	63	1	0
1980	54	W-B Ⅱ	97	108	104	64	1	0
1983	57	W-B Ⅱ	97	115	108	64	0	0

HM 氏は自立できないほど重度の記憶障害があるにもかかわらず、なぜ

IQ が正常なのであろうか？　理由は HM 氏が低下を示した最も重要な記憶の課題が知能検査に含まれていないからである。知能検査に含まれている短期記憶と長期記憶は加齢や脳損傷によっても落ち難い。即ち知能検査は残存し易い記憶のみ測定し、障害され易い記憶を測定していないことが HM 氏により明らかとなったのである。

海馬やその周辺が損傷されると近時記憶は障害されるが、知識などの遠隔記憶（remote memory）や手続き記憶、短期記憶、プライミング記憶等は保たれることは多くの研究により知られている（Milner et al., 1968, Corkin, 1984, Zola-Morgan, et al., 1989, Tulving & Schacter, 1990, Squire, 1989）。

3-1-4　医学的記憶の分類と定義

臨床医学領域では HM 氏の出現以来、実際の記憶障害の実態に合わせて記憶の分類や用語の定義を以下のように変更した。その結果、記憶に関する全ての神経心理学的検査の改訂を余儀なくされた。

即時記憶（immediate memory）

記憶した対象から注意をそらさず集中している間の記憶である。短期記憶と同じ「数唱問題」で測定されるため短期記憶と同義と見做されがちであるが、厳密にいうと両者は異なる。注意をそらさない間の記憶の保持時間は通常短時間であるため、結果的に短期記憶と同じ課題で測定されている。

近時記憶（recent memory）

保持時間とは無関係に記憶した対象から注意を他の対象へ転導した後の記憶である。この記憶が壊れると新しい事象が覚えられず、いわゆる物忘れとなる。加齢や記憶障害で最初に発症する重要な記憶であるが、HM 氏が出現するまで知られていなかった。HM 氏が知能検査の記憶課題の成績が正常であるにもかかわらず、重度の記憶障害があったことから、臨床医学領域では記憶の分類と定義を変更せざるを得なくなった。近時記憶という訳はあまり定着しておらず、recent memoryの方がよく使われるが、記銘力のことである。記憶検査ではdelayed memory（遅延記憶）と言い、一度覚えさせた課題を他の課題を施行した後に再検することにより測定する。

遠隔記憶（remote memry）

この記憶も保持期間は明確に定義されていないが、遠い過去に覚えた事象の想起、再生である。心理学的分類では長期記憶である。

以下に心理学と臨床医学領域における記憶の定義と分類を比較した。

Table2　記憶の定義と分類　心理学と臨床医学領域との比較

心理学領域（知能検査）	臨床医学領域（神経心理学的検査）
閾下記憶（subliminal memory）	
感覚記憶（sensory memory）	
短期記憶（short term memory）	即時記憶（immediate memory）
	近時記憶（recent memory）
長期記憶（long term memory）	遠隔記憶（remote memory）

3-1-5　HM氏以外の純粋健忘（pure amnesia）の症例

HM氏のように記憶が低下しているが、記憶以外の全般的知的能力が良好に保たれている場合は認知症ではなく記憶障害であり純粋健忘という。NHKテレビが50周年記念で放映した「脳と心」シリーズの「記憶」で紹介されたロンドン在住のジェレミー・カス青年がそうであった。彼はケンブリッジ大学の法学部の学生で弁護士を目指していた優秀な学生であったが、1年生の時動脈瘤破裂で倒れた。一命をとりとめたが、後遺症として近時記憶の障害が残った。海馬に情報が入る経路が遮断されたからである。

その結果数十秒前の事象も覚えられなくなり、ついに大学を退学し弁護士になる夢を断念せざるをえなかった。しかし、彼は記憶を除く全般的知的レベルが保たれていたため、あらゆる工夫をしながら一人で生活できていた。例えばアラーム時計に1日の予定と時間を全てセットしておく。時間が来るとアラーム時計が鳴り、手帳を見ると何をすべきか書いてある。これを頼りに1日を過ごすのである。また人に会う時や電話がかかってくると会話を携帯用の小さなテープレコーダーで録音する。ちなみに、アラーム時計もテープレコーダーも日本製であった。

料理をする時は手順を箇条書きしておき、手順が一つ終わるたびにチェックしていく。そうしないと何を料理しているのか、これから何をするべきかが分からないからである。食事が終わると、「食事が終わった」と書き、何を食べたかも書く。毎日同じものを食べないためである。夜になると何時間もかけてテープレコーダーに録音した会話を日記帳に書き写す。知人や友人ごとにスペースが作ってあり、個別に何をしたか何を話したか記録する。このようにして70人もの人との対人関係が保たれているという。発病後に書き始めて彼の存在の全てが詰まった何冊もの日記帳を木箱に入れ、鍵をかけてソファーの後ろに隠してあったが、それを取り出す姿が痛々しかった。

番組は遠方に住む母を訪ね、別れ際に母のために籐椅子を修理するところで終っている。彼は弁護士を諦め、家具職人になったのである。手続き記憶は保たれていたからである。

これほど重篤な記憶障害を残しながら彼が自活できたのは、記憶を除く全般的知的機能が良好に保たれていたこと、即時記憶や遠隔記憶など近時記憶以外の記憶が保たれていたこと、さらに人並み外れた強い精神力に恵まれていたからであろう。即時記憶が壊れていれば聞いたことを理解することができず、思考力も衰え到底一人で生活することはできなかったであろう。

筆者は検査上は顕著な記憶障害がありながら職業上有能で社会的に成功し、趣味の将棋やゲームにも優れ、平均的な健常者より遥かに充実した人生を送っている患者さんに出会ったことがある。本人の承諾を得ているのでここで紹介する。

3-1-6　自験例 1：純粋健忘　男性　82 歳　元会社員

経理部長代理だった 52 歳の時、高熱が数日続き、近時記憶（recent memory）の障害と失見当識が出現し、ヘルペス脳炎と診断され治療を受けた。発症後 1 か月で意識障害は改善したが、その後も近時記憶の障害は強く、直前に食事をしたことや 10 分前に妻が見舞いに来たことさえ覚えられない状態が続いた。3 か月間の入院中、毎日主治医に「私はどうしてここにいるのですか？」「これからどうしたら良いのでしょう？」と繰り返し聞いた。主治医の顔はほぼ覚えたが、名前は全く覚えられなかった。にもかかわらず、退院直前の外泊中に他人から依頼された確定申告の書類を作成することができ、主治医らを驚かせた。筆者は入院中と退院後、約半年間、週 1 回 1 時間の記憶の訓練を行い、妻の協力を得て宿題を出すなどしたが、改善しなかった。

このような状態が続き、主治医から社会復帰は 100％不可能と言われていたにもかかわらず、発症から半年後に会社に復帰した。当初は自宅から会社までの道順がわからず会社の部下に車で先導してもらったが、しばらくしてナビゲーターを使用して一人で通勤できるようになった。復帰直後、会社は彼の仕事とは無関係で記憶を使わずに済む単純作業（おそらく彼のために用意された特別メニュー）をさせた。しかし、すぐに彼の本業である経理の書類をチェックする能力が衰えていないことが周囲に理解され、元の部署に戻された。復帰して 3 か月後にはボーナスを他の社員より多くもらっていることから、仕事は有能であったと推定できる。

彼は復帰後多忙に働き、体調も良く自発的に受診したことはなかったため、筆者から依頼して彼が時間を取れる時を選び受診してもらった。60 歳までに 3 回、その後は 12 回の受診で医学的検査や記憶の検査を施行し、経過を観察した。

日常生活では発症から 3 年間位記憶障害が目立ったという。例えば妻は、夫が自分で宅配の荷物を受け取りながら、5 分後に「何でこんな物がここにあるのだ」と聞かれたなどのエピソードを披露してくれた。また生涯を通じてパソコン操作は覚えられなかった。しかし、仕事上必要な知識や手続き記憶、思考力や判断力が良好に保たれていたため、発病以前と同じ職場に復帰し、昇進する事ができたのである。

病前は彼の趣味は探偵小説を読むことであった。しかし、病後は小説の筋を覚えられなくなったため探偵小説の趣味を諦め、クロスワードパズルに変えた。クロスワードパズルの雑誌は毎月18種類出版されていたが、彼はこれらの各雑誌が何曜日に発売されるかすべて覚えており、1冊1時間で全問正答できた。数年間クロスワードパズルに懲り、数々の賞品を獲得したが、現在はナンバープレートとスケルトンという数を空欄にはめ込むパズルを毎日午前中楽しんでいる。また将棋は二段で週1回将棋連盟に通い仲間と将棋を楽しんでいる。現在もなお健康で悠々自適の生活を満喫しており、本人も家族も記憶障害による支障はないと述べている。

にもかかわらず、彼はヘルペス脳炎により左優位の両側海馬領域（bilateral hippocampus region）を損傷しており、発病後より14年以上一貫して神経心理学的記憶の検査で著しい成績不良を示し続けた（Table 3～10）。MRIの結果（Fig.2a, b）も改善していなかった。

〈医学的検査〉

Fig.2a　MRI 前額断　発症後１年６か月

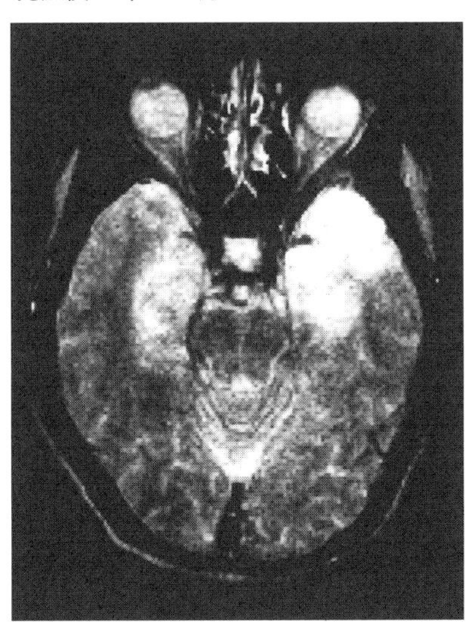

Fig.2b　MRI 冠状断　発症後８年７か月

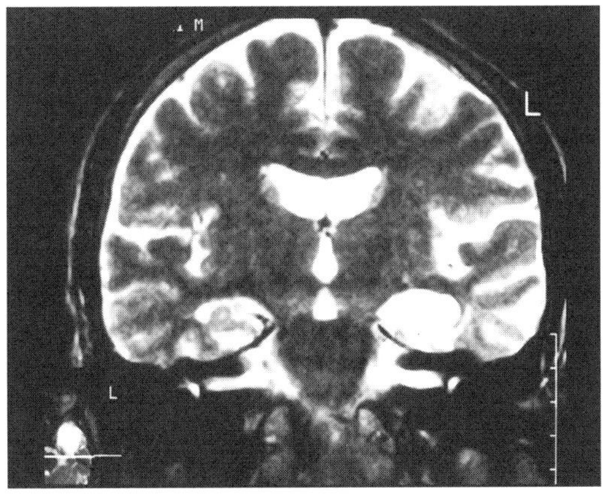

〈心理検査および神経心理学的検査〉

Wechsler Adult Intelligence Scale（WAIS）

Table3　自験例 1 の WAIS の結果

WAIS の結果

	発病後 26 日	2 か月	3 か月	8 年 3 か月
VIQ	107	施行せず	108	119
PIQ	施行せず	109	施行せず	130
FIQ				124

下位検査　評価点（0~19）

言語性検査	発病後 26 日	2 か月	3 か月	8 年 3 か月
知識	11		10	14
理解	10		13	10
算数	7		7	10
類似	15		14	17
数唱	12		11	12
単語	10		11	9
動作性検査評価点				
符号		13		17
絵画完成		8		11
積み木問題		13		12
絵画配列		11		10
組合わせ問題		7		10

発症直後の WAIS の結果は言語性 IQ（VIQ）も動作性 IQ（PIQ）も健常者の平均レベルであったが、8 年 3 か月後には動作性 IQ が 130 にまで上昇している。この結果から元来の能力が高かったことがわかる。算数問題が不良であるのは設問の内容を覚えられないからであろう。

Wisconsin Card Sorting Test（WCST）（中野, 1996）

達成カテゴリー CA　6/6　P1=2　True Error=3

保続の誤り等 True Error はごく少なく優秀である。CA　5～6 は問題なし。

この検査で必要とされる記憶は良好で、概念形成や思考の柔軟性も保たれていることが分かる。

東大脳研式記銘力検査

10対の単語を読み聞かせた直後に検者が片方の単語を言い、対語を答えさせる。有関係と無関係の対語があるが、本例には無関係対語試験は難しすぎ、何回か施行したが全て0点であった。以下は有関係対語試験の成績である。3回まで再生を繰り返して終了する検査であるが、本例には10回繰り返してみた（2m後）。しかし、学習効果を認めなかった（Table 4）。

健常者の平均正解数はマニュアルによれば有関係：1回目8.5　2回目9.8　3回目10.0となっている。

Table4　自験例１の東大脳研式記銘力検査の結果

発病後	3w	2m	4m	1yr3m	5yr4m	8yr7m	15yr3m
1回目	0	1	3	3	1	4	1
2回目	0	2	5	5	2	4	2
3回目	0	3	4	4	4	5	4
4回目		3	7	3			
5回目		5	5				
6回目		2					
7回目		5					
8回目		4					
9回目		4					
10回目		4					

本検査で測定している記憶は著しく低下しており、学習効果も認めない。10対の単語は本例にとっては1チャンクより容量が大きいため、ここで必要とされる記憶が近時記憶となっているからであろう。

有意味・無意味綴り MMS 記憶検査

5種類の2文字のカタカナ単語を書いたカードを各4秒ずつ5枚提示し、終了直後に覚えているだけ口頭で答えさせる。Table 5は発病9年後に施行した検査結果である。

視覚性単語の直後再生（短期記憶）は健常者の平均値に近いが、学習効果は認めない。

Table5　自験例1のMMSの結果

発病後　9年後

	1回目	2回目	3回目	4回目	5回目	小計
有意味綴り	5	4	4	3	5	21
無意味綴り	2	3	2	3	3	13
健常者の年齢別判定基準			50~59yr		有関係	22.5
					無関係	13.9

鈴木ビネー式知能検査　43問

Table6　自験例1　鈴木-Binet test　43問の結果

15文節の文章を読ませ、内容を問う。直後再生の正解数：MA10歳級の平均が8/15。

	正解数	
	直後	注意を転嫁した後の記憶（近時記憶）
発症後20日	6/15	0/15
発症後3か月	4/15	0/15
発症後1年10か月	5/15	0/15（3分後）
発症後2年10か月	7/15	0/15（3分後）
発症後8年6か月	5/15	0/15…

Rey's Auditory Verbal Learning Test（RAVLT）

Table7　自験例1　RAVLTの結果　　刺激語は15個

発症後	T_1	T_2	T_3	T_4	T_5	Total	B	T_6
12年4か月	5	5	4	3	5	22	2	5
15年3か月	3	5	4	5	5	22	0	3
健常者平均								
50~59yr	6.3	8.7	10.5	11.2	11.8	48.5	5.2	10.0

本検査は読み上げられた15個の単語を覚え、想起して呼称することを繰り返させる課題である。平均的な健常者にとり15個の単語は1チャンクの記憶容量より大きく、近時記憶を要する課題となっている。発症後15年後も著しい低下を認め、学習効果も認めない。

Rey-Osterrieth Complex Figure Test（RCFT）

Table8　自験例１　RCFTの結果

発症後	直後再生	遅延再生（近時記憶）
9年3か月	4/36	0/36
10年1か月	5/36	0/36
15年4か月	5/36	0/36

健常平均　50~59yr　30分後　18/36

視覚性記憶も低下が著しく、新たに覚えることは困難である。

Benton 視覚記銘力検査

Table9　自験例１　Benton 視覚記銘力検査の結果

発症後3か月	正解数	4/10	誤謬数	9
発症後9年	正解数	4/10	誤謬数	11

健常者の平均（50~59yr）	正解数	7.55 ± 1.53
	誤謬数	3.64 ± 2.76

本検査の結果から視覚性短期記憶（幾何学図形）も障害されていることがわかる。

Table 10は数列の即時記憶を聴覚刺激と視覚刺激で比較した結果である。聴覚刺激は数を読み上げ、視覚刺激は1種類の数列を印字したカードを1枚10秒ずつ提示し、直後に口頭で再生させた。刺激は4桁から9桁の数列を各10種類ずつ60種類。

数列を読み上げて再生させる（数唱）と5桁で正解率は1/2であり、著し

Table10　自験例１　数列の即時記憶　視覚刺激と聴覚刺激の比較

発病後	9年4か月		10年1か月	
刺戟提示	聴覚刺激	視覚刺激	聴覚刺激	視覚刺激
4桁	10	10	10	10
5桁	5	10	8	10
6桁	2	10	8	10
7桁	2	8	5	8
8桁	2	7	4	7
9桁	1	1	1	3

い低下を認める（normal範囲は7 ± 2桁）が、視覚刺激では良好であり聴覚刺激と視覚刺激で成績に乖離を認めた。発病後9年4か月後では、聴覚記憶は低下を認め、視覚記憶は健常範囲である。10年1か月後には聴覚記憶が回復している。

以上、記憶の心理・神経心理学的検査では明らかな低下を認める。特に近時記憶は低下が著しい。このような記憶障害の後遺症を残したまま企業の経理部長代理の重職に復帰し、順調に取り締まりまで出世した事実は信じ難い。

本例が意識障害から回復した直後から職業に関する知識（semantic memory）や書類を作成する技術（proceeding memory）が保たれていたことは、退院直前の外泊時に他人から依頼された確定申告の書類を作成できたことから明らかである。また記憶を除く知的能力が良好に保たれていたことはWAISやSCT、WCSTの成績が良好だったことや会社の同僚の証言から明らかである。

しかし、仕事に復帰できたのはラッキーな面もあった。それは発病した時点で部下を監督する立場にあったことである。彼の仕事は部下が書いた経理の書類をチェックすることであった。即ち必要な記憶は再認と判断力である。しっかり蓄積されていた知識と照合し、それが正しいか否かを判断すればよかった。あらたに経理の知識を学んだり、PC操作を覚えなければならない仕事であれば到底復帰することは不可能であった。

ところが彼が会社でまさに活躍し、クロスワードパズルで数々の賞品を獲得していた同時期に施行した記憶の神経心理学的検査の成績は、社会復帰できていることが信じられないほど不良であった。当時仙台で開催された「東北神経心理懇話会」で本症例を発表させて頂いたが、会長の山鳥 重先生は「これを記憶障害と言えるのか？　（彼は）何も困っていない。」とおっしゃったものである。

発症後14年経過した退職後の受診時、復職当時会社の上司は彼の能力に不安を持たなかったか本例に質問したところ、彼は「最近になって上司から聞いたのだが」と以下のようなエピソードを披露してくれた。上司が本例の同僚に「あいつは大丈夫か」と尋ねたところ同僚が「大分低下したが、もともと頭が良すぎたから丁度良くなった」と答えたと。

実は、'96年に出版した前著でこの症例報告を掲載しようと思ったが、当時彼はまさに現役で活躍していたため筆者は承諾を求めることに躊躇し、原稿は書いたものの印刷直前に取り下げたのであった。ところが、その直後に4～5年ぶりに彼に電話をかけたところ、彼は第1声で「先生は僕のこと本に書くと言ってたけど、もう本はできましたか？」と聞いたのである。筆者が彼に承諾を得ていたことを忘れており、記憶障害者の彼が覚えていたのである。彼は自分のことが本で紹介されることに強い興味関心があったからである。前著の続編とも言うべき本書を出版することを思い立ったのは、彼との約束を果たすことが動機の一部にもなっている。そういえば、検査ができなくてもショックを受けず、人ごとのように「ホー、できませんねー」「僕のような人間は珍しいですか？」と尋ねられたものであった。仕事ができていたことが自信になっていたのであろう。また将棋や囲碁は記憶を必要とするゲームであるが、自分が興味を持つ対象であるから覚えることができたのであろう。彼にとって必要なことは覚えられ、記憶障害で困ることはなかった。

職業的知識や好きなこと、興味関心がある対象は覚え易いことは健常者も経験的に知っている。職業的知識が覚え易い理由は過剰学習により蓄えられた知識に助けられるからであろう。また、好きなことや関心がある対象のように強い感情と結びついている事象も記憶が助けられる。

記憶の神経心理学的検査の成績が著しく不良であるのは海馬を含む側頭葉内側面の損傷を反映していると考えられる。神経心理学的検査の成績のみが不良であるのは、彼にとって興味関心もなければ蓄積されている知識の支援も得られないからであろう。

健常者では通常神経心理学的検査の成績と仕事上の能力がこれほど顕著に乖離することはない。そうでなければ検査を施行する意義がない。本例は海馬の機能が減衰したことにより、すでに蓄積されている知識や好き嫌いの感情や興味関心が記憶を助ける力が通常より遥かに強力に働いているということであろう（Nakano, 2012）。

3-1-7　記憶障害の診断

鈴木ビネー式知能検査の43問は文章の内容を覚える課題、44問は2つの幾何学図形を覚える課題であり、難易度はいずれもMA10歳級である。軽度に記憶が落ちている高齢者に施行しMA10歳級のパス基準に達していれば、記憶に関しては独居可能なレベルである。

「最近物覚えが悪くなったから診断して欲しい」と自発的に受診する患者は軽度であることが多い。筆者は臨床現場では軽度の記憶障害が疑われる患者には鈴木ビネー式知能検査の43問と44問を施行し、この結果MA10歳級のレベルを越えていればRey's Auditory Verbal Test（RAVT）とRey's Complex Figure Test（RCFT）など所要時間が短い簡便な検査を施行することが多い。

より所要時間がかかるWechsler Memory Scaleやリバーミード行動記憶検査などは、特に精査を要する場合を除き筆者はほとんど使用しない。臨床では検査施行に時間をかけるのではなく、どのような場合にどのような内容のことを覚えられないのか、それはいつから始まったのかなど本人の症状や環境についてしっかり具体的に聞き取ることに時間を使うことが重要である。面接により全般的知的レベルや記憶障害の程度もおよそわかる。検査はそのエビデンスとして最も簡便な方法で確認のため施行する。

例えば交通事故後、物忘れがひどくなったという青年が障害年金を受給する対象として適しているか否かの診断を依頼されたことがあった。彼はレストランでウェイターをしているが、どのような物忘れであるか尋ねたところ事故前には顧客のオーダーを10種類覚えられたのに事故後は数個しか覚えられなくなったと答えた。この場合はメモをとるなど補助手段を用いること、年齢も若く事故後２か月しか経過していなかったことから回復する見込みがあることを説明し、障害年金の対象になるほど重度ではなく幸運だったことを伝えた。

このレベルの記憶障害であれば鈴木ビネー式知能検査の43問と44問を施行するのみでよかった。本例の場合、全般的知的レベルは鈴木ビネー式知能検査の続きを終了するまで施行して確認したが、Wisconsin Card Sorting test を施行してもよい。

3-2　認知症（dementia）

認知症は行政用語としての高次脳機能障害の定義から除外されているが、それは社会保障が別枠で整備されているからである。「脳の損傷により高次脳機能が低下する」との本来の定義からすれば、まさにその対象として中心的症候群であり、医療現場における高次脳機能障害の対象としては当然含まれる。心理師（士）が今求められている最大の業務は認知症を対象としたアセスメントである。

介護保険制度の利用、即ちヘルパーやデイケアの利用やグループホームなど認知症のために設立された施設に入所するには全て医師による診断書を必要とする。昨今は75歳以上の後期高齢者の車の免許証更新もスクリーニングテストで合格しないと医師の診断書が必要となる。

認知症は記憶の低下のみではなく、より広い領域での認知機能障害を伴う。症状は記憶障害のほか判断力の低下、見当識障害、問題解決能力、適応力の低下などである。認知症に必ず起きるこれらの症状を中核症状と言い、社会的、職業的機能のみならず日常生活に支障を来し自立できなくなる。

必須ではないがしばしば伴うことがある症状を周辺症状と言い、せん妄、抑うつ、興奮、徘徊、睡眠障害などがある。かつては痴呆と命名されていたが、あまりに暗く悲惨な印象を与えるため認知症と改名された。最近は一見しただけでは分からない軽度な患者が多いからである。しかし原語はかつてと同じ dementia であるから、本質は変わらない。

認知症は病名ではなく症候群（シンドローム）である。従って原因や疾患名は多種多様である。認知症を呈する主要な疾患は以下に示すように変性疾患、脳出血や脳梗塞をはじめとする脳血管障害、脳腫瘍、筋ジストロフィー、多発性硬化症、正常脳圧水頭症、外傷、感染症、脳炎、毒物、ビタミン B1 欠乏症、低酸素症などである。

＊変性疾患：アルツハイマー型認知症、前頭側頭型変性症、レビー小体病、老年痴呆、クロイツフェル・ヤコブ病、ハンチントン舞踏病、脊髄変性小脳症、進行性ミオクローヌス癲癇、進行性核状麻痺など

＊血管障害：脳梗塞、脳出血、くも膜下出血、動脈硬化症、血管の炎症性疾患、ビンスワンガー病、動静脈奇形、モヤモヤ病など

＊代謝性疾患：副甲状腺の疾患、Wilson 病、低血糖症、尿毒症など

＊頭部外傷：交通事故や落下などによる

＊感染症：日本脳炎、ヘルペス脳炎、髄膜炎、脳膿瘍、梅毒など

＊脳腫瘍

＊欠乏症：ビタミン B1 など

＊低酸素症および無酸素症

＊その他の脳疾患による：多発性硬化症、筋ジストロフィーなど

一過性に知的レベルが低下する疾患はあるが、治療により回復する可逆性の疾患は認知症と言わない。例えば以下に記す疾患がそれにあたる。

＊甲状腺機能低下症

＊慢性硬膜下血腫

＊正常圧水頭症

＊ビタミン欠乏症

認知症の原因疾患の割合は報告による差異が大きいが、Table 11 は平成26年の厚生労働省の報告である。

Table11　認知症の種類　N ＝ 2,129

血管性認知症	581（27.3%）
アルツハイマー病	997（46.8%）
前頭側頭型認知症	163（7.7%）
レビー小体型認知症	53（2.5%）
頭部外傷後遺症	55（2.6%）
アルコール依存症	75（3.5%）
脳腫瘍	27（1.3%）
感染症	12（0.6%）
その他	241（11.3%）
無回答	21（1.0%）

＊原因疾患は複数回答した人がおり、合計は 2, 129 を超えている。

Table12　若年性認知症の発症率

若年性認知症（18歳～64歳）は10万人に対し47人位の発症であるが、血管性認知症が最も多い（池田, 2012）。

血管性認知症	39.8%	
アルツハイマー病	25.4%	
外傷性認知症	7.7%	
前頭側頭変性症	3.7%	
アルコール性認知症	3.3%	
レビー小体病	3.0%	
その他	17.15%	脊髄小脳変性症　ハンチントン病脳腫瘍など多様な疾患が原因

3-2-1　血管性認知症

脳出血や脳梗塞など脳血管性の疾患に起因する認知症。初期には記憶障害が目立たない。歩行障害、手足の麻痺、ろれつが廻りにくい、パーキンソン症状、転びやすい、排尿障害（頻尿、尿失禁等)、抑うつ、意欲の低下、感情失禁（感情をコントロールできずに泣いたり、笑ったり、怒ったりする)、夜間譫妄（夜になると意識レベルが低下し行動障害を呈する）などの症状が早期から見られることもある。

3-2-2　アルツハイマー病

代表的な認知症であり疾患名は発見者の名前である。脳細胞が変性して委縮するため変性疾患と言われる。進行性で末期には家族も認識できなくなることが多い。

著しい記憶障害と全般的知的機能低下が起きるが、人格は比較的長期間保たれているため、かなり重症であっても家人に気づかれないことがある。妻は気づいていなかったが、仕事ができなくなったことから会社の上司に勧められ、ようやく医療機関を受診したケースもあった。

以下はDSM-IV-TR（米国精神医学会　精神疾患の分類と診断の手引4版）によるアルツハイマー型認知症の診断基準である。

DSM-IV-TR（米国精神医学会　精神疾患の分類と診断の手引4版）
による認知症の基準
アルツハイマー型認知症の診断基準

A）記憶を含む複数の認知機能障害

B）社会的・職業的な機能の障害/病前の機能の著しい低下

C）緩やかな発症と持続的な認知機能の低下

D）A）の障害が下記によらない

　1．中枢神経系疾患（脳血管障害、パーキンソン病、ハンチントン病、硬膜下血腫、正常圧水等症、脳腫瘍）

　2．全身性疾患（甲状腺機能低下、VB12／葉酸／ニコチン酸欠乏症、高カルシュウム血漿、神経梅毒、ＨＶ感染症）

　3．物質誘発性の疾患

E）せん妄の経過中にのみ現れるものではない

F）障害が他の第１軸の疾患では説明されない。ex 大うつ病性障害、統合失調など

なお DSM-V には以下のように書いてある。

A．認知症または軽度認知症の基準を満たす。

B．１つまたはそれ以上の認知領域で、障害は潜行性に発症し緩徐に進行する（認知症では少なくとも２つの領域が障害されなければならない）。

C．以下の確実なまたは疑いのあるアルツハイマー病の基準を満たす：認知症について確実なアルツハイマー病は、以下のどちらかを満たした時に診断されるべきである。そうでなければ疑いのあるアルツハイマー病と診断されるべきである。

　(1) 家族歴または遺伝子検査から、アルツハイマー病の原因となる遺伝子変異の証拠がある。

　(2) 以下の３つの全てが存在している：

　　a．記憶、学習、および少なくとも１つの他の認知機能の低下が明らかである（詳細な学歴または連続的な神経心理学的検査に基づいた）。

　　b．着実に進行性で緩徐な認知低下があって、安定状態が続くことはない。

　　c．混合性の病因の証拠がない（すなわち他の神経疾患または脳血管疾

患がない、または認知の低下をもたらす可能性がある他の神経疾患、精神疾患または全身性疾患がない)。

3-2-3 前頭側頭型変性症

主に初老期に発症し、大脳の前頭葉や側頭葉を中心に神経変性を来たすため人格変化や行動障害、失語症、認知機能障害、運動障害などが緩徐に進行する。一部は家族性である。

臨床症候群であり緩徐進行性の前頭・側頭葉変性を示し、委縮する。臨床症状は後天性の性格変化、社会性喪失、注意、抽象性、計画、判断等の能力低下や運動障害などが特徴である。言語面では会話が少なくなり、末期には緘黙となる。記憶、計算、空間的見当識は比較的保たれる。

長年この疾患の発見者であるArnold Pick氏の名をとってピック氏病と名づけられていたが、近年この疾患は原因が異なる複数のタイプ(前頭側頭型認知症、進行性非流暢性失語、意味性認知症)があることが分かり疾患名を改めた。最近ではピック氏病はピック球が見られるタイプに限って使用するという。

ピック氏病は記憶力が低下するに先だって人格が変化するのが特徴であり、この点記憶が低下した後も長期間人格が保たれるアルツハイマー病と対照的である。それまで何も問題がなかった紳士が中年から老年期にかけて突然万引きをしたり他人の家に無断で上がり込んだり不潔な行為をしたり、礼節を失ったりする。そこまで反社会的行為に至らないまでも、がさつで落ち着きがなく行儀が悪くなったり行動や態度に滑らかさや品格が失われてゆく。面接中や検査中も部屋の中を落ちつかずに歩き回ったりすることもあり、行動面からアルツハイマー病とは異なることがわかる。

しかし前頭側頭型変性症の中には必ずしも記憶の低下が起きず、進行性失語を呈すタイプもあるという。

3-2-4　レビー小体型認知症（DLB）

1976年に小阪憲司氏により提唱された疾患概念である。1995年に統一された病名と診断基準が提唱された。初老期、老年期に発症し、アルツハイマー病に次いで多い変性疾患である。認知機能障害と幻視が必須条件であるが、認知症は軽度であることが多い。

病理は大脳皮質（前頭葉、側頭葉前部、帯状回、島回）や脳幹（黒質、青斑、縫線核、迷走神経背側核）や間脳（視床下部、Meynert核）にLewy小体が多数出現する。また脳SPECTやPETにより後頭葉の機能低下が示される。幻視の基礎にある視覚認知障害が心理検査や神経心理学的検査で示されることもある。

以下はDSM-IV-TR（米国精神医学会　精神疾患の分類と診断の手引4版）によるレビー小体型認知症の診断基準である。

レビー小体型認知症の診断基準

1．社会生活に支障がある程度の進行性認知症である。初期の記憶障害は目立たないこともあり、進行とともに明らかになる。注意力、前頭葉皮質機能、視空間認知障害が目立つこともある。

2．以下の３項目の中核症状の中probable DLBでは２項目、possible DLBでは１項目が認められること。
　1）注意や覚醒レベルの明らかな変動を伴う認知機能の動揺
　2）現実的で詳細な内容の幻視が繰り返し現れる
　3）パーキンソニズムの出現

アルツハイマー病はかつては初老期の疾患とされ、40歳前後の発症が多かった。稀にしか出会うことはなく、アルツハイマー病の患者を担当した医師は学会で発表したものである。近年定義が変わり、かつて老人性痴呆と言われていた疾患が病理学的に同一だということから、アルツハイマー病に分類されるようになったという。したがって現在のアルツハイマー病は軽度である者が多い。

ごく稀に30代、40代の若年性の患者に出会うことがあるが、進行が速く症状も重篤である。筆者が経験した最も若いアルツハイマー患者は28歳であった。

3-2-5　加齢に伴う物忘れ

加齢に伴う物忘れと認知症の物忘れの違いについて、東京都高齢者施策推進室「痴呆が疑われた時に—かかりつけ医のための痴呆の手引き」(1999)では以下のような一覧表を作成している。

〈加齢に伴う物忘れ〉	〈認知症の物忘れ〉
＊体験の一部を忘れる	＊体験の全体を忘れる
＊記憶障害のみが見られる	＊記憶障害に加え判断や実行機能障害あり
＊物忘れを自覚し探し物を見つけようと努力する	＊物忘れの自覚に乏しく、探し物も盗られたということあり
＊見当識障害は見られない	＊見当識障害が見られる
＊取り繕いは見られない	＊しばしば取り繕いが見られる
＊日常生活に支障はない	＊日常生活に支障を来す
＊極めて徐々にしか進行しない	＊進行性である

厚生労働省は開業医向けの指針で、認知症の診断にHDS-R（長谷川式簡易知能評価スケール改訂版）かMMSE-R（Mini-Mental State 改訂版）またはその両方と、初期認知症徴候観察リストであるOLD（Observation List for early stage of dementia）およびAlz型認知症重症度のアセスメントを表わす尺度であるFAST（Functional Assessment Staging of Alzheimer's Disease）を使用する事を推奨している。これら4種類のスケールについては検査の項目で記す。

3-2-6　MCI（Mild Cognitive Impairment）

全般的認知機能は健常で日常生活動作も明らかな行動障害はないが、本人または家族から記憶障害の訴えがあり、年齢や教育レベルのみでは説明できない記憶障害が存在する場合にMCIであると言う。難しいのは将来的に認知症へと進行するのか、あるいは健常者の加齢による個人差レベルの範囲内に留まるかの診断であろう。厚生労働省はMCIの約10%が認知症に進展するとしている（厚生労働省, 2010）。

どのようなMCIが認知症に進展するかが現在不明で、これを明らかにすることが最大の研究課題である。筆者はアセスメントの段階でMCIであることが分かると報告書に「follow upさせて下さい」と記入することにしている。それにより医師が経過を注意深く観察し、わずかな変化があれば再検査をオーダーすることができる。

3-2-7　認知症のアセスメント

認知症は決められたスクリーニングテストを施行し、既定の得点以下であれば機械的に診断されてしまうことが多いようである。しかし、実は認知症の診断は非常に難しい。

筆者は認知症でもないのにアリセプトを6年間ものみ続けた患者さんに出会ったことがある。どうして認知症と診断されたのか尋ねると、娘が医師に「最近父が物忘れが多くなった」と訴えたためで、スクリーニングテストさえもされなかったという。記憶は加齢とともに低下するが、それも個人差が大きい。加齢相応の記憶低下であっても若い人から見ると認知症ではないかと心配することが良くある。

本人と家族との面接から中核症状や周辺症状の有無をよく聞きとる必要がある。家族から情報を得る場合は具体的な症状とそれがいつ頃から出現したのか、それ以前にはなかったかどうか、急激に悪化したか、徐々に悪化しているか等についてできるだけ詳しく聞くことが大切である。

認知症は全般的知的レベルと記憶低下が加齢相応より明らかに低下している状態である。現在のレベルを客観テストや行動観察、面接等からできる限り正確に理解した上で、それが元来の能力であるか、現疾患により低下したものであるかを診断する必要がある。明らかな低下を認める場合はその重症度を軽度、中等度、重度、最重度の４段階ぐらいで表現するのがよい。

記憶低下に関しては認知症スクリーニングテストが数多く開発され、普及しているが、最も高頻度に使用されているのはHDS-RとMMSERであろう。

ただ、これらの検査はあくまでスクリーニングテストであることを忘れてはならない。即ちテストの結果が確定的ではないと言うことである。心理診断の担当者の役割は、検査やツールを施行した結果や面接、行動観察、家族や介護者から得られた情報を総合して以下の項目について診断を行い、オーダーした医師に報告することである。また家族や介護士に助言することも大切である。

認知症の診断で抑えるべき主なポイントは以下のとおりである。

1．現時点における記憶障害の診断
2．現時点における全般的知的レベルの診断
3．それらのレベルが現疾患により低下したものであるか、あるいは加齢相応であるか、元来のものであるかの診断
4．記憶障害と全般的知的レベルの低下が原因でADLの自立が障害されているか
5．記憶障害と全般的知的レベルの低下が原因で社会性に問題があるか
6．以上を依頼者である医師に報告する

7. 独居、車の運転、介護などに関する情報を家族や介護者、リハビリ関係者などに必要に応じて提供する事である

全ての心理・神経心理学的検査に共通して言えることであるが、被検者が注意を集中し、精一杯の努力で回答した結果以外は信頼できない。これが血液検査や尿検査などの医学的検査とは決定的に異なる点である。集中できない環境や精神状態、聴覚障害などを気づかずにテストを強行しても、本来の能力を診断できない。また、十分に集中して一生懸命努力した結果得られた成績でさえも、それが現実生活における能力を必ずしも反映していない場合もあり得ることも承知しておくべきだろう。検査結果が常に確実に正しいとの誤りに陥らないためにも本人や家族からじっくり話を聞くことが重要である。

本人がどのような生活をしているのか、何に困っているのか、また現役時代にはどのような仕事をしていたのかなどを中心に本人に答えてもらうが、それで十分でない場合には家族から説明してもらう。家族の訴えと本人の自覚と不一致があるか否かは重要な観点である。筆者は認知症を診断する際、検査終了後に同伴した家族に必ず会うことにしているが、家族に会って本当によかったと思った事例を経験している。

若々しい感じの70代の女性。筆者の質問に対して独居で買い物も料理も何もかも一人でやっているとてきぱきと答えた。質問に対する応答も敏速で的確、検査結果も十分健常範囲であった。この患者は大丈夫だろうと思ったが、終了後長女に会い、「全部一人でやっていらっしゃるのですね」と尋ねたところ、長女は「3年前まではそうでした」と答えた。実は２年前から施設入所していたのである。認知症は初期は一見して分からないが、進行すれば大方面接と検査結果から見当が付くと思っていたのは筆者の思い上がりであった。

学歴や経歴についても尋ねなければ診断は難しい。元来のレベルが分から

なければ現在の状態が疾患によって低下したのか、誰にでも起きる加齢による低下なのか判断できないからである。このような聞き難い質問は検査終了後に聞くことが多いが、学歴より経歴、特に仕事の内容を詳しく聴く方が知的レベルが良く分かる。学歴は能力と言うより家庭環境に左右されることが大である上、戦争もあった。高齢者では高等小学校卒でも優秀な人が多くいる。経歴は例えば「会社員」「公務員」と答えた場合はそれで納得せずに具体的に仕事の内容を聞き、それがどの程度の知的能力を必要とするのか把握する必要がある。

3-3　精神発達遅滞（Mental Retardation）

精神発達遅滞は発達障害により知的レベルが健常成人レベルにまで達しないことを言う。健常者が脳障害によって認知機能が低下した状態が認知症であることと対照的である。原因は様々で認知症と同様に病名ではなく症候群である。先天的な疾患、胎児での発症、出産時の異常によるものから誕生後の発達途上で疾患や外傷により発症したものまで含む。

先天的な異常：血液型不適合、ダウン症候群、常染色体異常、性染色体異常、フェニールケトン尿症など先天性代謝異常、クレチン症など先天性内分泌異常が原因となる。

妊娠中の異常：母親が妊娠中に感染した梅毒や風疹、薬物の服用、X線撮影、また出産時に仮死状態に陥ったり、鉗子分娩などの処置が脳を傷つける原因となることがある。

後天的な異常：生後発達途上に罹患した脳炎や頭部外傷などが原因となる。狼に育てられた子供など極端に人間社会から隔絶され、文化的刺激が少ない環境に育ったり、栄養障害などにより発達が阻害されたことから精神発達遅滞となることもある。

精神発達遅滞の診断は知能診断のみならず医学的診断、ADL（日常生活動作能力)、社会性の診断を総合して行われる。IQ は重要な指標ではあるが、すべてではない。

DSM-V では IQ を提示することをやめているが、恐らく IQ が一人歩きする弊害を排除するためであろう。IQ はその定義も確立しているわけではなく、使い方は難しい。この数値に振り回されてはならないが、参考として使うには役に立つ。筆者は IQ を参考にしながら記憶障害や ADL、社会性等を考慮して総合的に診断している。

Table13 に WHO が出版している ICD-10 とアメリカ精神医学会が出版している精神疾患の分類と診断の手引き第 4 版、DSM-IV の精神発達遅滞の重症度の基準を併記する。

Table13　精神発達遅滞（MR）の重症度の基準

	IQ のレベル	
	ICD-10	DSM-IV
軽度精神発達遅滞	50~69	50~55 からおよそ 70
中等度精神発達遅滞	35~49	35~40 からおよそ 50~55
重度精神発達遅滞	20~34	20~25 からおよそ 35~40
最重度精神発達遅滞	19 以下	20~25 以下

そのほか精神発達遅滞が強く疑われるが、非協力的で測定できない場合は「特定不能」として症状を具体的に記すのがよい。また言語を持たないほど重度知的機能の低下がある場合は、例えば「発声は可能であるが言語にはならない。動作によるコミュニケーションも成立しないため検査不能。最重度知的機能の低下を認めます」などと書く。

3-4　失語症（aphasia）

失語症は左半球損傷の代表的症状である。脳疾患や外傷など脳損傷により生じる言語操作能力の障害であり、運動性失語症と感覚性失語症に大別される。

ほとんどのヒトの左半球に言語野があるため右片麻痺を伴うことが多い。話すことができなくても筆談で正常なコミュニケーションが可能である場合は内言語が保たれているため失語症には含めない。同じように話し言葉では聞き取りが悪くても、読んで理解できる場合も失語症には含めない。

失語症治療の専門家である言語聴覚士はどこの病院にもいるわけではない。言語聴覚士がいない病院では心理師（士）が失語症検査を施行する必要がある。

運動失語　Broca 失語

1861 年フランスの外科医 Broca, P.P.（1824~1880）により世界で初めて失語症患者が発見され、この時をもって神経心理学の歴史が始まったとされている。

Broca が勤務していた病院に「Tan さん」と呼ばれていた入院患者がいた。21 年間にわたり何を言われても "tan" としか答えなかったためである。彼は一見言語を理解しているように見えた。Tan さんは間もなく細菌感染症で死亡したため Broca が解剖した結果、前頭葉に古い脳梗塞の病変を発見した。その後 Broca は 1863 年までに類似の症例を 8 例集めたが、全ての症例に左半球の下前頭回後部に病変を認めたため「我々は左半球で話している」との有名な言葉を残した（Broca, 1865）。この部位が今日では Broca 中枢または運動失語中枢と呼ばれ、言語表出に最も重要な役割を果たす領域であるとされている。この領域が損傷されることにより発症する失語症は Broca 失語あるいは運動失語と呼ばれ、発話がとぎれとぎれになったり発音に歪みを生じ、スムーズな言語表出が困難となる。

感覚失語　Wernicke 失語

この後ドイツの精神科医 Wernicke, C.（1848~1904）が発語は流暢であるが、内容は無意味なことしか話せず、言語を理解できないにも関わらず状況判断は保たれている二人の女性患者を診察した。そのうちの一人が死亡したため解剖したところ左大脳半球の上側頭回に梗塞巣を認め、この部位が語音の聴覚記憶心像の座であると考えた。現在ではこの領域はWernicke中枢として知られ、ここが損傷されることにより生じる失語症をWernicke失語あるいは感覚失語と言う。

両失語症とも話し言葉に加えて読み書きも困難になるため、言語によるコミュニケーションが困難となる。失語症の種類は数多く提唱され、分類されているが、臨床現場で知っていた方が良い代表的な失語症は以下のとおりである。

1. 運動失語、Broca失語	言語表出の障害を主とする
2. 感覚失語、Wernicke失語	言語理解の障害を主とする
3. 伝導失語	復唱困難を主とする
4. 健忘失語	喚語困難を主とする
5. 超皮質性感覚失語	意味の理解が困難であるが、復唱が保たれている
6. 超皮質性運動失語	自発語が困難であるにもかかわらず復唱が保たれている

高次脳機能障害とその原因であると推定される病巣の局在や大きさは個人差が大きく、特定の部位と特定の障害との関連性が単純かつ確定的ではない。これが高次脳機能障害の診断の難しさであり、興味深さでもある。Kertesz（1979）が失語症患者のCT scanの結果から予想された病巣部位を脳地図上で重ね合わせた所、代表的な言語野であるBroca言語野とWernicke言語野は失語症の出現率が高いが、それ以外の部位に病巣を持つ失語症患者も少なくないことが分かった。

実際に医療現場で失語症検査をすると言語野とされている領域が損傷されていないにもかかわらず重度の失語症を発症している患者もおり、この逆もある。また運動失語と感覚失語にきれいに分類される症例は少なく、多くは混合型である。分類の診断にこだわるよりどのような機能が低下しているか、何が保たれているかその特性を明らかにし、どんな補助手段をどのように用いることが可能であるかなど日常生活の改善に役立つアドバイスができることが望ましい。それ以上は言語聴覚士の仕事である。

以下は失語症検査を施行するにあたり知っておきたい基本的な用語である。

流暢性（fluency）：

発話の滑らかさのこと。言語表出の速さ、量、質により測定される。

プロソディー（prosody）：

発話のメロディーを意味する。強弱、高低、速度、リズムや間の取り方などが含まれ、言語内容を強調したり変化させる。

呼称（naming）：

物の名前のこと。

復唱（repetition）：

言われた文字、単語、文章などを直後に繰り返し言うこと。

語想起（word fluency）：

単語を想起する事。

錯語（paraphasia）：

語の誤りである語性錯語と音韻の誤りである音韻性錯語があり、多くの失語症に出現する。

構音障害（dysarthria）：

発音の障害。失語症と区別される。構音障害には発話失行（apraxia of speech）とアナルトリー（anarthria）がある。前者は語音は正常に配列されているが、それを発する時のプログラミング、遂行の過程に障害があるため正常な発音が困難であり、正しく発音できる時とできない時が混在している。後者は構音器官の麻痺や失調により生じる構音障害である。

ジャーゴン（jargon）：

発音は明瞭で構音の障害はないにもかかわらず、聞き手からみると何を言っているのか理解できない症状。Alajouanine（1956）はジャーゴンを以下の３種類に分類している。実際にはこれらが入り混じって出現することが多い。

1）はっきりした単語は全く聞き取れない。音節もわからず、多様で変化に富む音の連続から成る未分化ジャーゴン。

2）実在しない無意味な単語である新造語から成る無意味ジャーゴン。

3）語性錯誤が連続して出現するため、聞く者が理解できない錯語性ジャーゴン。意味性ジャーゴンとも言われる。

交叉性失語（crossed aphasia）：

右利きで右半球損傷である左片麻痺を伴う失語症を交叉性失語と言う。交叉性失語であると診断するには純度の高い右利きであることが条件で、両手利きや左利きを矯正した右利きは含めない。また近親者に左利きがいないか、幼少時に脳損傷にかかっていないかを確認する必要がある。

交叉性失語症患者に会うことは稀にしかないが、出会った時には本来右半球の機能であるはずの視空間構成能力等が障害されていないか調べる必要がある。左右の半球機能がほぼ入れ替わって局在している場合と両方の機能が両半球に局在している場合とがある。

高次脳機能障害の診断では失語症の有無に関わらず筆者は冒頭に住所、氏名を書かせるほか簡単な文章「山の上に大きな木があります」（鈴木ビネー式知能検査36問 MA 8歳4か月級）の書き取りをさせる。その後、一番困っていることは何か？ 誰と一緒に住んでいるか？　家族は？　また職業や経歴などを話題としてしばらく会話を交わし、言語理解力、表現能力、呼称、流暢性、構音障害、錯語、文法障害の有無などについて打診を行う。この経過の中で失語症である可能性があれば失語症検査を施行する。

3-5　失読及び失書（alexia, agraphia）

読み書きの障害である。書くことの障害を全く伴わずに読みの障害のみがある場合を純粋失読（pure alexia）、これとは逆に読みの障害を伴わず書くことのみに障害が有る場合を純粋失書（pure agraphia）と言う。読みの障害と書きの障害と両方ある場合を失読失書（alexia with agraphia）と言い、これが最も多い。

読み書き障害は失語症がないように見えても一応失語症検査をする。また全般的知的レベルが低いと読み書き障害が起るため、それを除外することを証明することが重要である。必要があれば知能検査を行う。筆者は健常者であれば誰でも読み書きできるはずの平仮名と片仮名、それに小学校低学年の教科書に出てくる漢字を刺激として読み書き検査を行っている。読めない文字もなぞらせることにより読めることがあるが、これはなぞり書き（shreibendes Lesen）という。

3-6　失算（acalculia, anarithmia）

それまでできた計算が脳の損傷により障害されることを言う。原因は様々で失語症に伴うもの、半側空間無視による見落し、数字の空間的位置づけの障害によるものなどがある。通常失語症には失算を伴うことが多いため標準失語症検査の中には簡単な加減乗除の筆算の課題が含まれている。また左半側空間無視では左側の見落しに気付かなかったり、数字の空間的位置づけの障害がおこるため筆算が困難となる。

3-7　Gerstmann 症候群

手指失認、左右障害、失書、失算の 4 条件がそろうと Gerstman 症候群と言う。ここで言う手指失認とは指の名称を問われてもその指を正しく選べないことで、自分の指のみではなく他人の指の呼称にも障害がある。

左右障害は「右手で左の眼を指して下さい」「左手で右の耳を指して下さい」などの左右両方を同時に理解させる時に障害が起きる。発見者の Gerstmann は責任病巣は左角回から第 2 後頭回への移行部としているが、現在では角回上部から上頭頂小葉部付近あたりとされている。

3-8　失行症（apraxia）

失行症概念、分類と定義は研究者により異なり確立していないが、ここでは山鳥（1985）の定義に従うことにする。

＊ 観念運動失行（ideomotor apraxia）

習慣的に行ってきた行為を無意識的にはできるにもかかわらず、意図して行おうとするとできないことを言う。例えば、「バイバイと手を振って下さい」、「手をたたいて下さい」など単純で道具を使わない動作を指示したり、実際には道具を使わないが、「歯ブラシを持って歯を磨く動作をして下さい」「マッチを擦る動作をして下さい」、「扇子を使う動作をして下さい」などと口頭で指示したり、動作の模倣をさせることにより診断する。

＊観念失行（ideational apraxia）

言語指示により日常的、習慣的に行ってきた物品の使用が困難になることを言う。使用するべき対象物の認知は可能であり、運動感覚器官に失行の原因となるほど重度の障害がないことが条件である。また失語症や重度の知的機能の低下があれば教示通りの行為ができないのは当然であるから、それらが重複してある場合は失行と診断しない。

「標準高次動作性検査」と言う標準化された検査がある。この検査では言語による教示と模倣による動作、言語指示により物品を使う場合と使わない場合、意味がある動作と無意味な動作等を調べる。

またお茶の缶、急須、茶碗を用意し、お茶の葉を急須に入れ、湯を注ぎ、茶を注ぐような連続した行為や、連続した道具を使う行為ができるか否かも検討する。ADASの中では封筒と切手、手紙を書いた便箋を提示して、ポストに入れる状態にするよう求める課題があるが、これは観念失行を測定している。

失行症は失語症を伴うことがあり、教示が理解できないため教示通りできない場合がある。その場合はパントマイムなどを採用して言語なしでも理解できるような教示に努め、教示が理解できないのか、教示を理解できているにもかかわらず行為ができないのかを明らかにする必要がある。また、全般的知的レベルが低いために教示に応えられない場合もある。失行症は明らかに教示が理解でき、その行為を実行できるだけの知的レベルがあり、感覚運動障害がないにも関わらず当然できるはずの行為ができない症状である。

＊構成失行（constructional apraxia）

要素的な運動、感覚障害がなく、教示も理解でき、全般的知的レベルからみれば当然できる難易度の構成行為ができなくなることを言う。全般的知的レベルをきちんと把握することが重要であり、構成課題として課す積み木問題や幾何学図形の課題の成績が全般的知的レベルと明らかな乖離が認められるほど低下していることが条件である。

構成失行の疑いがある場合、筆者は鈴木ビネーテストの２枚の三角形から長方形を作らせる課題をスクリーニングテストとして活用している。これは精神年齢が4歳10か月級の課題であるから、全般的知的レベルが明らかにこれより高いにもかかわらずこの課題ができない場合は構成失行を疑う。立方体など立体的な描画を描かせたり、模写させたり、Wechsler式知能検査の下位検査である積み木問題や、コース立方体組み合わせテストを施行するなどして視覚構成障害の様相を精査すると良い。

3-9　失認（agnosia）

感覚障害、知的障害、意識障害がないにもかかわらず、良く知っている物品の認知が障害されることを言う。古くから文献上で知られているが、このような現象の原因となるほど重度の感覚障害や全般的知的レベルの低下がないことを実証することが難しいことや、ごく稀にしか出会わないことから存在そのものに議論がある。

例えば視覚失認（optic agnosia）では時計を見てもそれが何であるか呼称できないが、チクタクと言う音を聞けばわかるというように、異なる感覚器官を通せば認知できるとされる。物品の認知ができている事は、使用法を動作で示せる、カテゴリー化できる等から分かる。しばしば右同名半盲を伴う。責任病巣は後頭葉内側面で、左後大脳領域の梗塞等で生じるとされている。感覚の種類により、視覚失認、聴覚失認、触覚失認などと言う。

＊統覚型視覚失認（apperceptive visual agnosia）

古典的な統覚型視覚失認は、現在の感覚で言うとまさに知覚そのものの障害である。視力と視野が正常であるにもかかわらず、幾何学図形等の形の弁別ができず、模写やmatching、異同弁別も困難である状態を言う。原因として一酸化中毒が最も多いが、その他に水銀中毒などによる両側後頭葉の萎縮や損傷により生じたとされる報告がある（Benson & Greenberg, 1969）。

＊連合型視覚失認（associative visual agnosia）

模写や異同弁別等により視覚表象は成立し、物品の知覚が保たれているにもかかわらず物品の呼称ができない、物品の使用法を動作で示せない、カテゴリーによる分類ができないなどから、その物品が何であるかわかっていないであろう状態を言う。

Rubens & Benson（1971）が報告した症例が有名で、鍵、豚、鳥、機関車のイラストを模写できたにもかかわらず、それが何であるか認知できなかった。

＊同時失認（simultanagnosia）

部分的には個々の対象を認知できているにもかかわらず、状況全体について認知できない。

＊相貌失認（prosopagnosia）

顔の認知のみが障害される症状を言う。

3-10　皮質盲（cortical blindness）

一切の視覚機能が失われる状態。両側後頭葉の損傷により生じる。患者の中には実際には見えないものが見えると訴え、全盲であることを否定し、作話傾向が有るとみられる者や、幻覚を伴う Anton 症状を示す者もいる。

3-11　左半側空間無視（left unilateral spatial neglect, or agnosia）

左半側空間無視は左側の刺激に反応しない、左側の方向に向かないなど左半側の空間があたかも存在しないかのように無視する症状である。ニグレクトとして知られ、右半球損傷により生じる代表的な症状である。かつては失認の中の一つとして扱われていたが、発症率も高く、顕著な症状であるからであろうと推測されるが、近年は左半側空間無視として独立して扱われている。

視覚に限らず聴覚や触覚など他の感覚器官にも及ぶこともある。右半球損傷の発症初期には発現頻度は高いが、２～３か月で消失する症例が多い。しかし、後遺症として重篤な症状が残ると様々な行動上の問題を引き起こし、仕事に復帰できないばかりか日常生活においても支障が大きい。

何より本人に病識がないことがトラブルを拡大している。左側の物や壁にぶつかる、左方向へ曲がれない、左から来る車に気づかないなど危険で一人で外出できない。また物が見つからない、左側に置いてあるおかずに気がつかず手をつけない、茶碗のご飯を半分食べ残す、テレビを見ても本を読んでも内容を理解できないなど広範囲の行動が障害される。右腕に右袖を通しただけで左腕には通さず、上着をぶら下げて歩いていたり、スリッパを右足にのみ履いて歩くなどの症状もある。

左半側空間無視の症状がごく軽度にでもあれば車の運転は厳禁である。机上の検査で一見症状が消えたように見えたとしても、動いている対象を見る時に無視が起きる可能性がある。

右半側空間無視はごく少ない。あるとしても右側のみに誤りが多いなどということはあるが、視空間的な誤りはなく、左半側空間無視とは特性が異なるようである。例えば抹消テストで右半分のみ誤りが多い症例に会ったことがあるが、絵を描かせると右半分の書き落としや歪みはなかった。視空間無視は右半球機能のみが持つ強い特性に起因するからであろう。

Bisiach & Luzatti（1978, 1979）は左半側空間無視患者にミラノ大聖堂がある広場に立つことを想定させ、大聖堂を正面に見て立っている場合と、これとは正反対に大聖堂を背にした場合の両方の場面を想定して見えるものを全部言わせたところ、どちらの側を想定させても本人から見て右側にある建物を多く答えた。この結果から Bisiach & Luzatti らは左半側空間無視は想起したイメージの左半側が無視されるとの説（表象説）を提唱した。

左半側空間無視のメカニズムに関しては表象説の他、注意障害説や運動障害説など複数ある。病巣部位に関しても右縁上回、右側頭葉、右下前頭回より前頭前野にかけての病巣などこれも複数の説がある。

左半側空間無視患者は自分が左側を無視していることに対する自覚がないことに加え、ほぼ全ての無視患者が無視する同じ左側に半盲（視野欠損）があることがさらに問題を複雑にしている。即ちほとんどの左半側空間無視患者は無視により起きている症状と半盲により起きる症状が重複している。

長いこと無視は半盲が原因で起きると考えられてきたが、これは事実と異なる。半盲患者は視野の一部が欠けているという事実に対する自覚を持つことができる。従って、凝視点を少しずらすことにより見えなかった部分を見ることができる。半盲患者でも人ごみで左側の人にぶつかる、また抹消検査で視野欠損と同側のターゲットを見落とす、水平線の中央を右寄りに位置付ける誤りが生じる事はあり得るであろう。しかし誰でも知っている対象物のイラストをモデルを見ずに描いた時に左側を欠損し、しかもそのことに気づかないという症状は起きない。

3-11-1　半盲（hemianopsia, 視野欠損）

左半側空間無視は認知障害であるのに対して半盲は視神経の欠損により生じる視知覚障害（感覚障害）である。視覚伝導路が損傷されると損傷された部位に応じた視野欠損が生じ、視野欠損の大きさや欠損する部位が異なる。

視野欠損には以下の種類がある。Fig.3 に例を示す。

1．同名半盲：両眼の視野の同側が欠損するもので、左同名半盲と右同名半盲の２種類がある

2．異名半盲（交叉性半盲）：両眼の反対側の視野欠損で、両耳側半盲と両鼻側半盲がある

3．同名４分１半盲：両眼の視野の同部位が 1/4 欠損する

Fig.3　半盲の種類

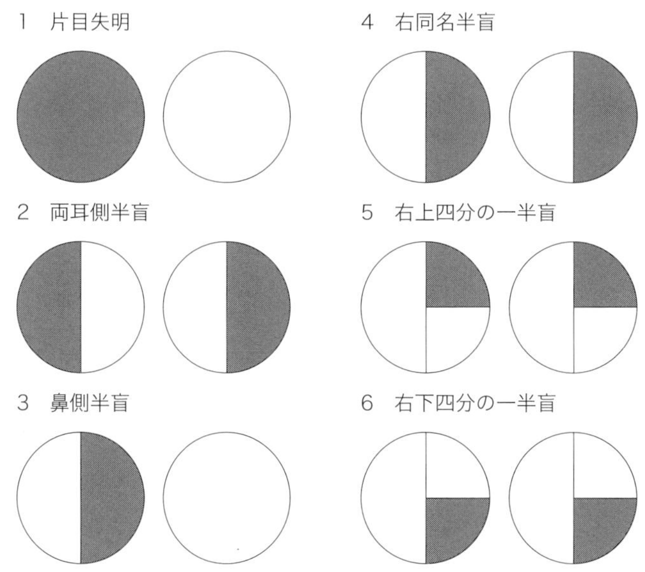

筆者はかつてごくまれにしか存在しない半盲（視野欠損）を伴わない無視患者に会い（Nakano, 1987）、半盲を伴う無視患者（中野, 1992）と無視を伴わない半盲患者の３名の症状を比較し前著で紹介した（中野, 1996）。古いデータであるが重要な症例であるので以下に再度紹介する。

自験例２は半盲も視野狭窄もないにもかかわらず重度の無視症状を呈した症例である。自験例３は左 1/4 の同名半盲があるが、この半盲では説明できないほど顕著な無視症状を呈した。この症例には３か月間週１回１時間の訓練を含め、計６年間経過観察を行った。自験例４は無視がない半盲患者であるが、まさに視野の半分が欠けている。掲載に関してはいずれもご本人の承諾を得ている。

3-11-2　自験例 2：左半側空間無視　脳梗塞　男性　44 歳　会社員　右利き

半盲も視野狭窄も全くないにもかかわらず重度の無視を呈した症例である。34 歳で脳梗塞に罹患し左片麻痺となったが、独歩可能まで回復し職場復帰した。当時半盲や無視症状の有無は不明である。その後 44 歳で交通事故により 2 週間意識喪失となった。後遺症で再度左片麻痺となり、翌年某リハビリテーション病院に入院した。

車椅子で移動中しばしば左側の壁に衝突するが、そのことに無頓着で行動修正ができなかった。食事では左側に置いてあるおかずに手を付けず、何度注意しても治らなかった。更に時と場所の見当識障害と近時記憶の障害があった。性格変化もあり、不機嫌で興奮し易く、深刻さの無さや作話傾向が認められた。これらの症状に対する病識は皆無であった。

医学的検査：脳 CT scan により軽度から中等度の脳室拡大と、右前頭葉から頭頂葉にかけての低吸収域を認め、梗塞像と診断された。

矯正視力：右　1.0
　　　　　左　0.9

視野　　：Goldmann 視野計で数回繰り返し測定したため Fig.4 は検査を一部省略しているが、半盲も視野狭窄もなかった。

Fig.4　半盲を合併しない左半側空間無視　自験例２の視野

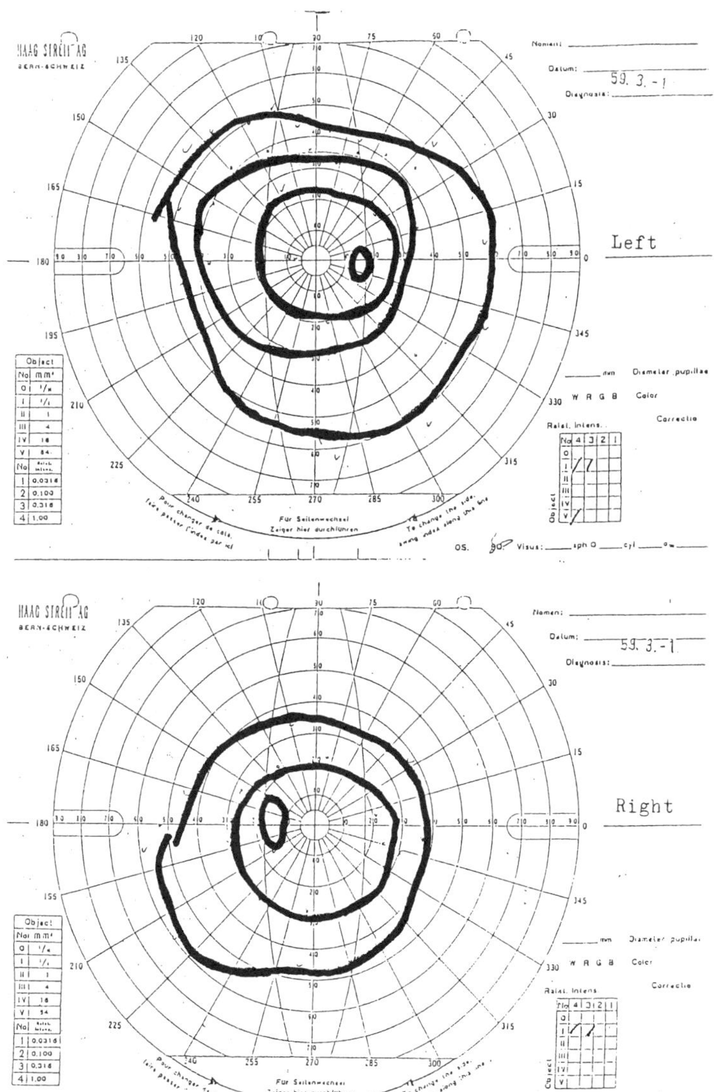

〈心理・神経心理学的検査〉

WAIS VIQ100 PIQ 69 以下 VIQ>PIQ

動作性知能の著しい低下を認める。下位検査の結果は以下の通りである。

Table14 半盲を合併しない左半側空間無視患者（自験例 2）の WAIS の下位検査の結果

言語性検査	祖点	評価点（0~19）	動作性検査	祖点	評価点
① 一般的知識	16	11	⑦ 符号問題	10	4
② 一般的理解	15	12	⑧ 絵画完成	10	7
③ 算数問題	9	9	⑨ 積み木問題	16	5
④ 類似問題	4	6	⑩ 絵画配列	4	3
⑤ 数唱問題	12	11	⑪ 組み合わせ問題	6	2
⑥ 単語問題	33	12			

左半側空間無視スクリーニング検査

週刊誌のグラビアの顔写真（Fig5）を模写させると、顔の向かって右側は耳飾りまで細かく描いているにもかかわらず、左側は顔の真半分を全く描かず、そのことに気づかない。また画用紙の左 2/3 を空白で残して右に寄せて描いている。

Fig.5 自験例 2 顔写真の摸写

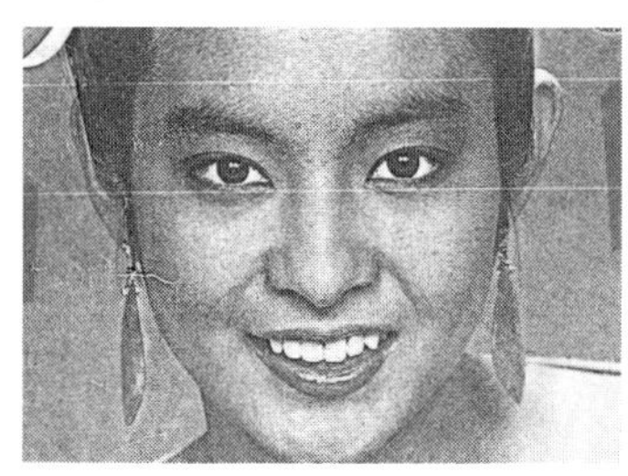

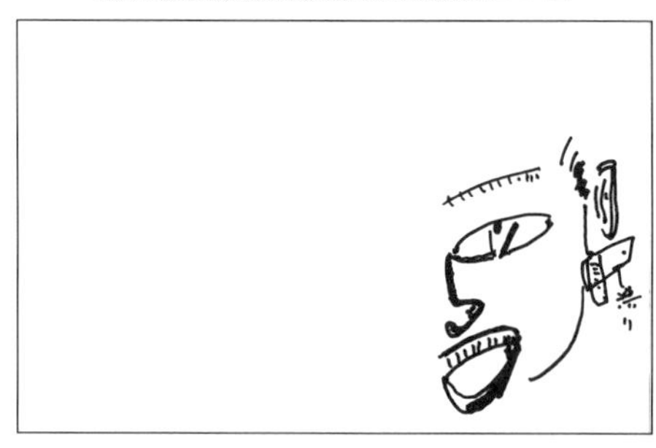

Fig.6 は実際の人物（主治医）を見ながら描写させたものである。向かって右半側は細部のほくろまで描いているにもかかわらず、左半側は目もメガネの弦も描いていない。

Fig.6　自験例２　主治医の顔の描写

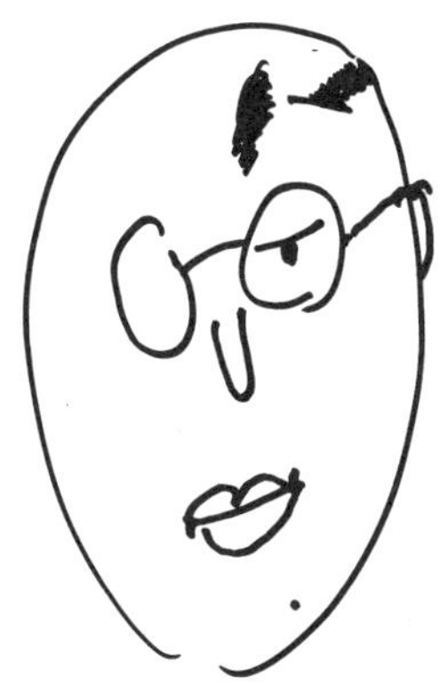

Fig.7a, b は自画像を想起して描かせたものである。左側に欠損があるのみではなく像そのものに著しい歪みがある。

Fig.7　自験例２　自画像

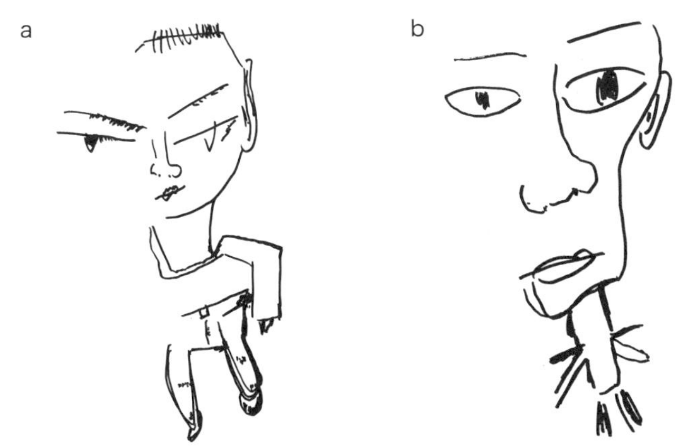

また時計の文字盤をモデルを見ずに想起して描かせると、外側の枠はきれいな円を描いたが、数字は 12 から 11 までを右側半円の中に詰めて描いた。

Fig.8　自験例 2　時計の描画（初診時）

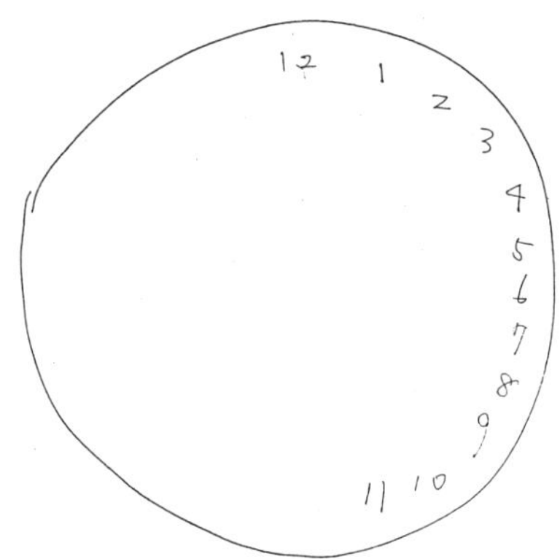

一方抹消テストでは左側の欠落がなく正解している。Fig.9 は全ての円に番号を書き、幾つあるか数えるよう教示した。

Fig.9　自験例 2　抹消テスト

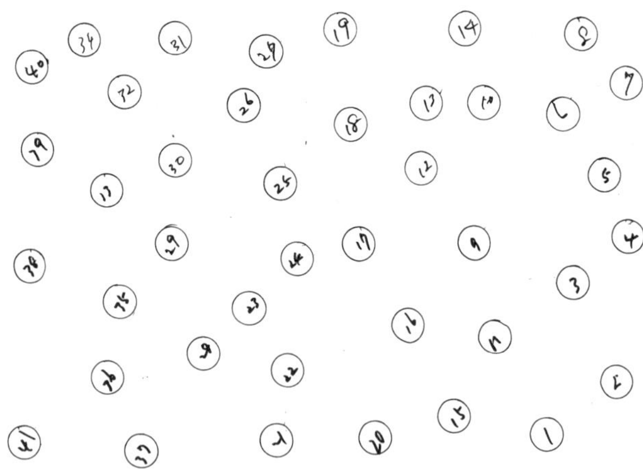

Fig.10 は筆者が作成した直線の２等分課題である。方向と長さが異なる直線を４本 A4 紙に描いた。左半側空間無視が原因であれば実際より中点を右に寄せて記す誤りが水平線のみに生じる。無視に関係なく中点を正確に定位できないのであれば、垂直線にも誤りが生じるはずである。本例は方向や長さが異なる全ての直線で誤りが生じなかった。

Fig.10　自験例２　直線の等分割

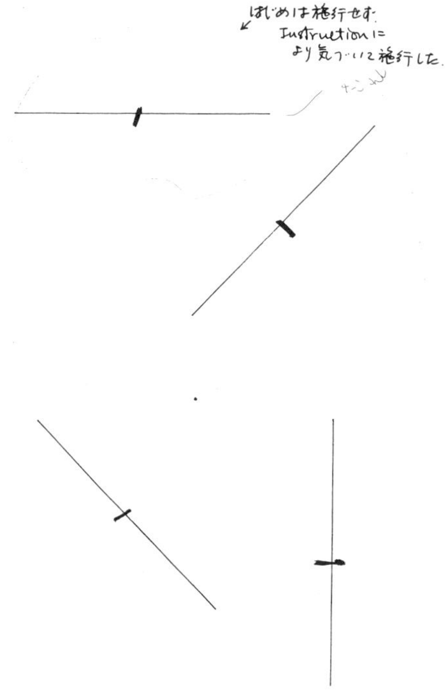

Fig.11 は筆者が手書きで書いたモデルの文章を見ながら、すぐ下に模写するよう教示したものである。左端に読まずに抜かしても意味が通じる単語を配した。書いているうちに右側に片寄ってはいるが、モデルの文章で左端に書かれている単語の書き落しは自験例３に比較して少ない。

Fig.11　自験例２　文章の摸写

一般に左半側空間無視は同じ左側に半盲を伴うことはすでに述べた。したがって抹消テストや直線の２等分でも誤り易い。しかし本例は半盲が伴なわない左半側空間無視であるため半盲を伴う無視患者に通常生じるこれらの誤りが生じなかったと考えられる。時計の文字盤や自画像の描画で生じた著しい歪みや欠損は、半盲がないにもかかわらず生じた症状である。即ち、左半側空間無視の本質は見えるか見えないかの問題ではなく、思い浮かべる像そのものに歪みや欠落が生じているということであろう（Nakano, 1992, 中野, 1996）。

3-11-3　自験例３：左半側空間無視　多発性脳梗塞　男性　64 歳　自営業　右利き

上肢、下肢ともに左片麻痺があったが、治療後麻痺は左手の握力がやや弱いことを除き日常生活にほぼ支障がないほどに回復した。しかし左半側空間無視が後遺症として残り、その精査と訓練を目的として某リハビリテーション病院に入院した。典型的な無視症状があり、妻から左側に曲がれない、歩行中左側の壁や物にぶつかる、ひげを左半分剃り残す、左側に置いたおかずに手を付けない、ご飯を茶碗の左半分食べ残すと報告があった。

医学的検査

脳 CT scan：右頭頂葉〜側頭葉〜後頭葉、内包にかけての多発性梗塞像を認めた。右半球は左半球より強い委縮がある。

視力：右矯正視力　0.9
左矯正視力　0.7

視野：Goldmann 視野計による動的検査により左下 1/4 同名半盲があると診断された。Fig.12 は Goldmann 視野検査の結果である。左右の目ともに左側の下 1/4 が欠けている。

Fig.12　自験例 3　視野欠損がある左半側空間無視患者の視野

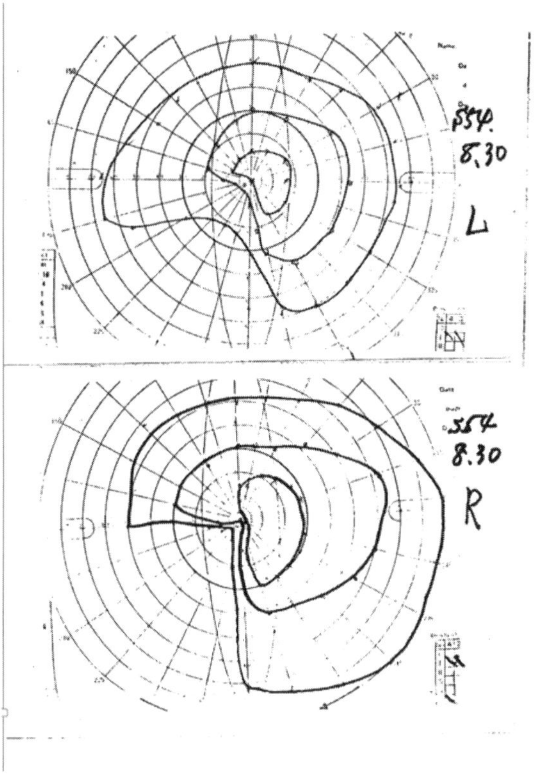

〈心理検査および神経心理学的検査〉

WAIS　VIQ90　PIQ60　VIQ > PIQ

Table15　1/4 半盲を合併する無視患者（自験例 3）の WAIS の下位検査の結果

言語性検査	評価点	動作性検査	評価点
1. 一般的知識	6	7. 符号問題	4
2. 一般的理解	11	8. 絵画完成	4
3. 算数問題	5	9. 積み木問題	3
4. 類似問題	7	10. 絵画配列	4
5. 数唱問題	5	11. 組み合わせ問題	4
6. 単語問題	9		

左半側空間無視のスクリーニング検査

(1) 雛菊とトラックの摸写

雛菊とトラックのイラストを模写するよう教示したが、雛菊は向かって左側の葉を２枚とも描かなかった。トラックの模写では運転席しか描かずに終了している。「これで完成ですか？」と念を押したが、「そうです」と答えた。

Fig.13　自験例３　絵の摸写　雛菊とトラック

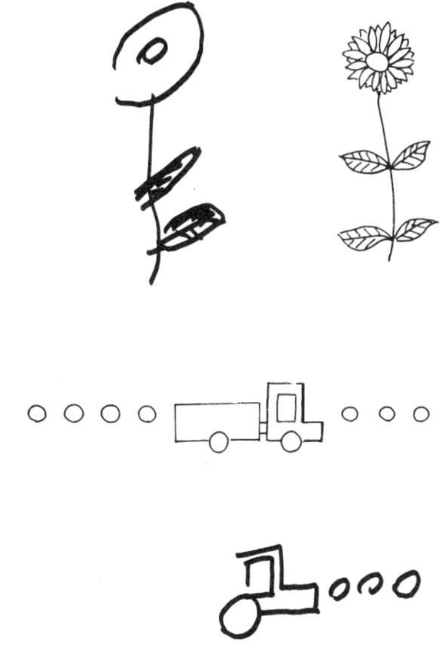

(2) 抹消テスト

筆者が手描きで作成したコーヒーカップとリンゴを無作為に多数散らして描いた抹消テスト。リンゴの数を数えさせ、数えた順番通り数字を書きこむよう指示した（Fig.14）。右側のリンゴから数え始め、左側 1/3 程のリンゴを数えずに終了している。筆者が「もうありませんか？」と尋ねると「ありません」と答えた。しかも、１と書きこんだ同じリンゴの１の右側に２と書きこんでいる。２を書く時は１と書いてある左側を無視している。

Fig.14　自験例３　抹消テスト　リンゴとカップ

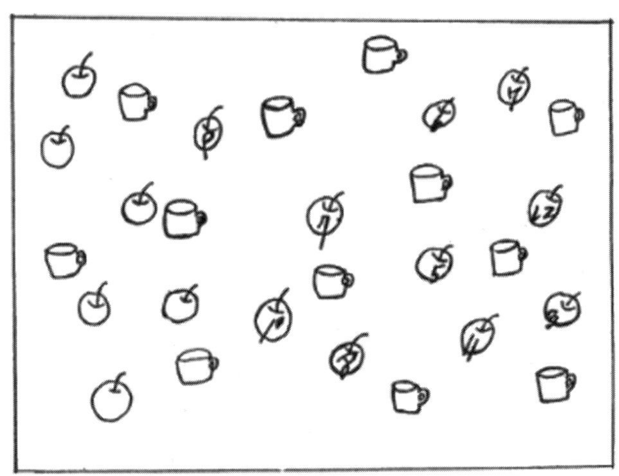

(3) 直線の等分割

横線の中央に印をつけるよう教示すると、中央より右端に近い線上に印をつけた。Fig.15で上から３番目の横線は中央より左に寄り過ぎているが、これは左側を見落とさないように注意し過ぎ、よくわかっていないのにこの辺だろうと推定して印をつけた結果ではないだろうか。

Fig.15　自験例３　直線の等分割

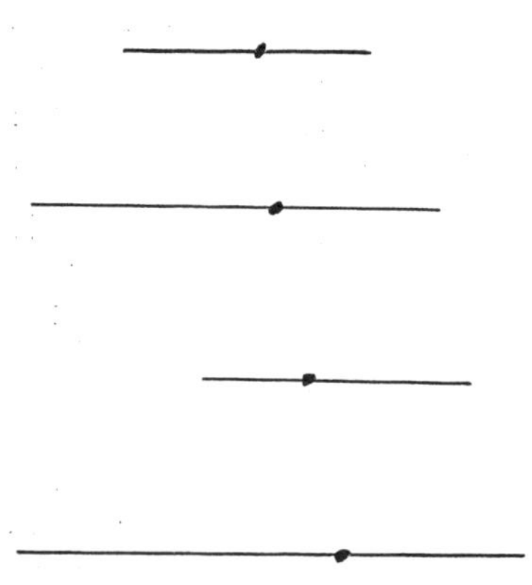

(4) 絵の理解

家族が居間で団欒している絵を見せて何が描かれているか問うと、「男の子の部屋です。今部屋に入ってきました」と答え、右側の一部しか見ていないことがわかった（Fig.16)。

Fig.16　自験例３　リビングの絵

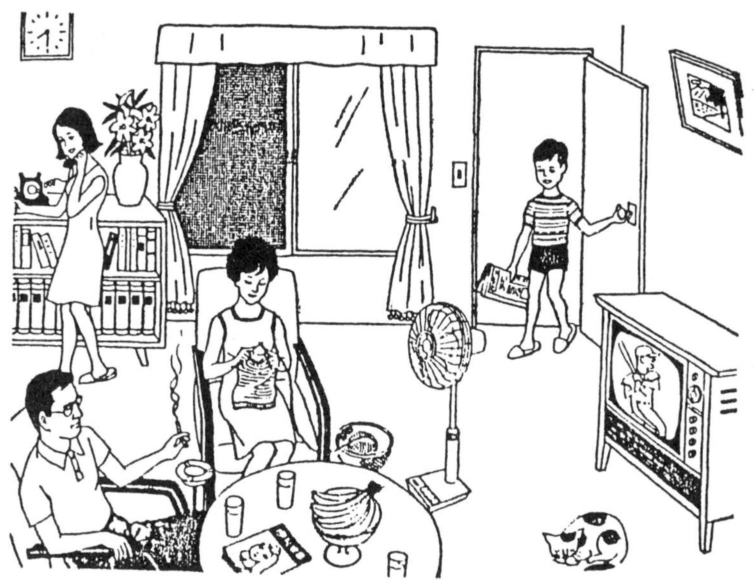

(5) 文章の模写

筆者が手書きで書いた文章の下に、モデルと同じになるよう模写させた。モデル文の左端に抜かしても意味が通る単語を配して置いたところ、それらを無視して模写している（Fig.17)。

Fig.17　自験例３　文章の摸写

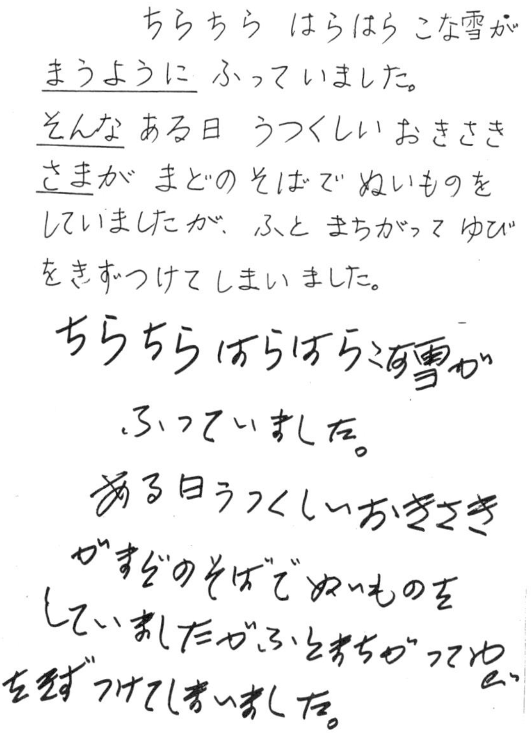

ちらちら　はらはら　こな雪が
まうように　ふっていました。
そんな　ある日　うつくしい　おきさき
さまが　まどの　そばで　ぬいものを
していましたが、ふと　まちがって　ゆび
を　きずつけて　しまい　ました。

ちらちらはらはらこな雪が
ふっていました。
ある日うつくしいおきさき
がまどのそばでぬいものを
していましたがふとまちがってゆび
をきずつけてしまいました。

(6) 迷路

迷路課題（WISC）では左側に曲がらないため出口に到達できなかった。用紙を上下逆にして再度試みたが、同じく左方向に進まず正解に至らなかった（Fig.18）。この課題だけで40分を要した。

Fig.18　自験例３　迷路課題

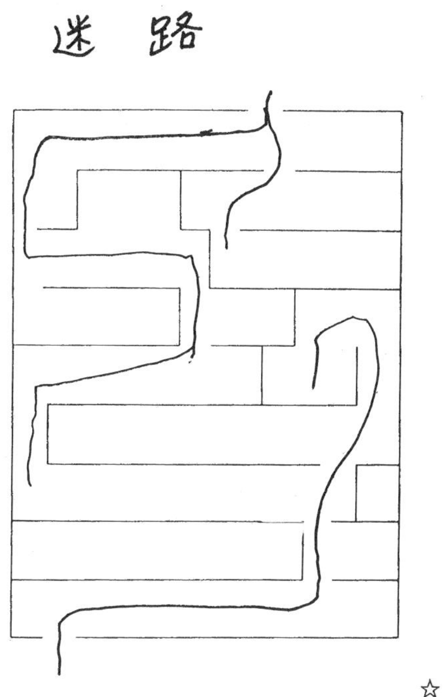

訓練

筆者は入院中の３か月間に週２回、１回１時間無視症状を改善するため訓練を行った。その後は月１回で３か月、さらに半年に１回ずつ５年間訓練やアドバイスを行いながら経過を観察した。

まず、左側を見ることを習慣づけるために数種類の課題を実施した。その後は視覚構成課題や筆算など左半側空間無視患者にとってより難易度の高い課題に取り組んだ。難易度が高いとは、左側を注視する他にもう一つ注意しなければならない要素があることである。筆者が作成した訓練課題は以下の通りである。

1　変法抹消テスト

ターゲットの種類、大きさや数を変化させることにより難易度に変化を付けた。左側の一番上に描かれているターゲットを出発点として抹消する順番に番号をつけさせた。また左側を意識させるため用紙の左端に縦に赤線を引いておき、赤線を見て確認させる、あるいは紙の左端を指でなぞらせてから抹消させた。さらに、抹消させた後用紙を上下逆にして提示し、無視している箇所を自分で気付かせるよう工夫した。用紙を上下逆にして提示すると、先程左側であった部分が右側となり、自分が抹消しなかったことに気づくことができるからである。

ターゲットである正方形の抹消し忘れに注意しながら施行し、全部抹消できた（Fig.19）。

Fig.19　自験例３　抹消テスト

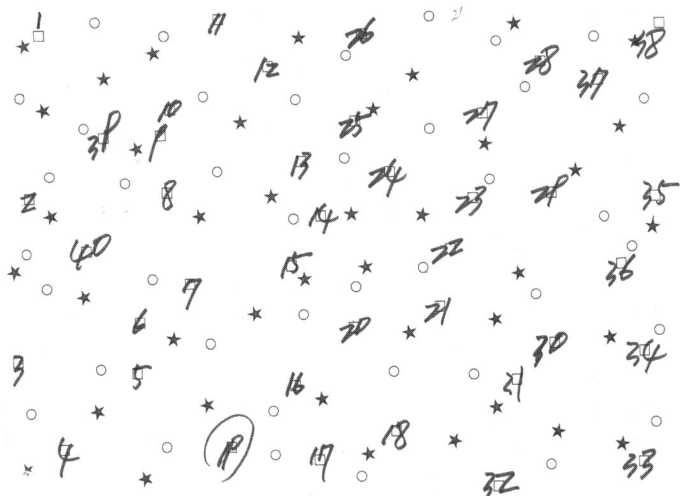

2　状況画の説明

状況画や絵単語を散らして貼り付けた画用紙（B4紙）を見せ、何が描いてあるか答えさせた。このように左側を見さえすればそれだけで正解できる課題は改善著しく、1か月後には完全に正解できた。例えば、Fig.16の居間の絵では、訓練前は「男の子が部屋に入ってきたところ」としか答えなかったが、訓練後は「一家団欒の居間の絵です」と答えている。

3　迷路課題

WISCの下位検査を利用したが、学習効果を認めなかった。

4　直線の等分割

直線の中央に印を付けさせる。現在ではNeglect検出のテストとして有名な課題である。位置や長さ、角度を変えた複数の直線を描いた用紙を用意した。垂直線や角度を変えた直線は無視や視野欠損とは無関係に直線の中央点を正確に同定できるか否かを確認するための刺激である。訓練によりほぼ中央点の同定が可能となった（Fig.20）。

Fig.20　自験例３　直線の等分割（訓練前）

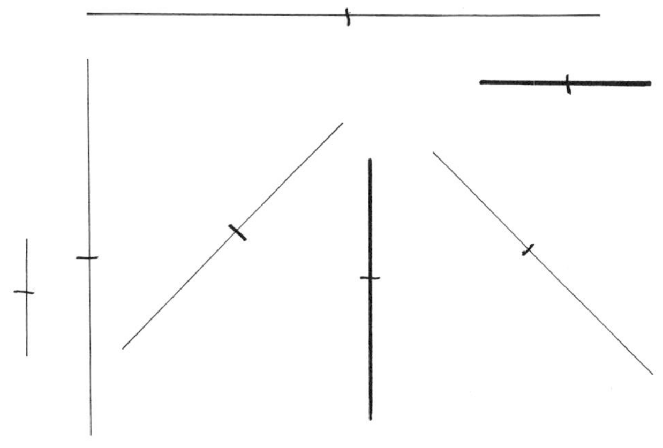

5　視空間構成課題

モデル図形を見ながらモデルと同じになるよう図形を模写させたり、点と点を結ぶなどの課題を行った。しかし、このような視空間構成力を要する課題は全く改善しなかった（Fig.21）。

Fig.21　自験例３　点繋ぎ（構成課題）

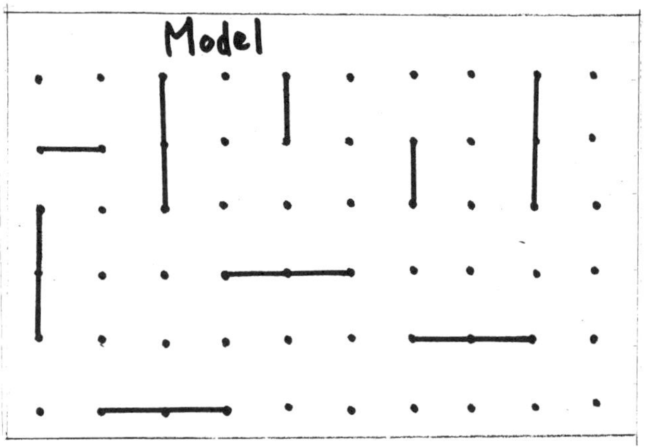

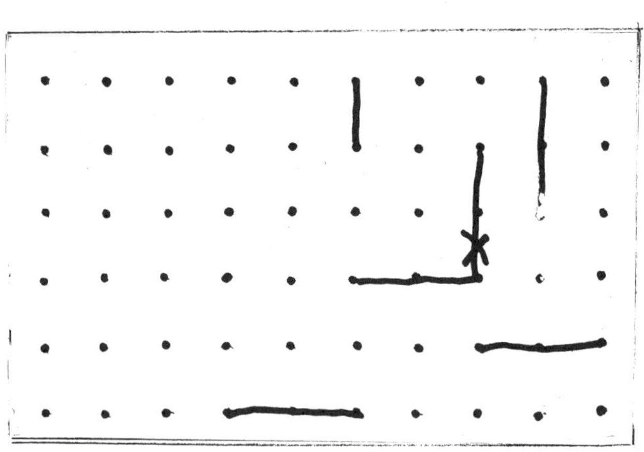

6　計算

筆算と計算器を使う練習をさせた。簡単な筆算を縦書きで計算させてみたところ、向かって左側の数字を無視する症状が頻発し、学習効果を認めなかった。計算器の使用はやや改善を認めたが、実用に耐えるレベルには達しなかった（Fig.22）。

Fig.22　自験例３　筆算

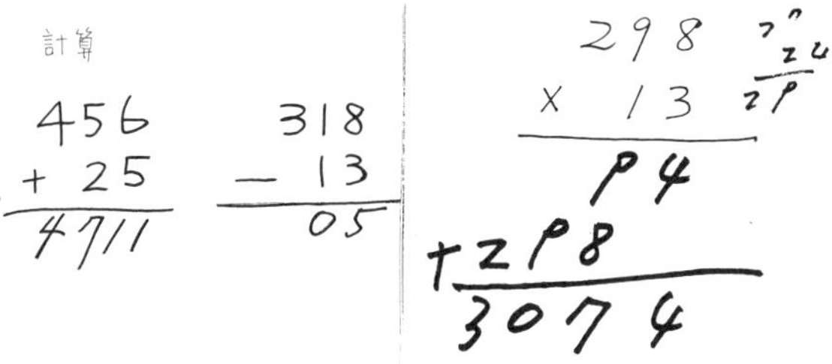

〈学習効果〉

1~4 の課題は直後に学習効果が表れた。抹消テストは次第に細かいターゲットで数や種類を増やして難易度を上げたが、1 か月後には左側の一番下の 1 個を残して全て抹消できた。本例は左下に 1/4 の視野欠損があるため、抹消し残した位置は中央近くの 1 点を凝視していると見えない位置である。左側を見る習慣がついたことで日常生活においても物が見つかり易くなり、また歩行中左側にある壁や家具にぶつかることが減少した。しかし、5 視空間構成課題と 6 筆算は全く改善しなかった。

Fig.23a は初回に描かせた自画像である。顔は描けているが身体の左側に複数の輪郭線を描いており、左側を書き落とさないよう注意していることが分かる。これは筆者に会う前にすでに医師やリハビリのスタッフから同じ課題を課されたため、左側を描き落とさないよう注意しなければならないとの意識が過剰に働いたためであろう。しかし、それにもかかわらず左腕は一部

欠けている。

毎月1回自画像を描かせたが、無視の訓練が進むにつれて自画像の身体像の歪みは改善するどころかますます奇怪となり、3か月後には向かって左側の手足を右手足に比較してはるかに大きく描いた（Fig.23b）。さらに4か月後には向かって左側の手（右手）を2回描いた。筆者が「これは何ですか？」と手を指さして聞くと「手です」と答え、さらにその先に描いた部分を指して「これは何ですか？」と尋ねると、何の躊躇もなく再度「手です」と答えた。右手を2回描いたことに対する不自然さに全く気付く気配はなかった（Fig.23c）。Fig.23dは訓練開始後7か月後に描いた自画像である。左側を見落としさえしなければ正解できる抹消テストや描画の認知では著しい改善を示している時期であるにもかかわらず、自画像を描かせると明らかな左側の書き落としや像の歪みがある。

Fig.23a　自験例3　自画像　初回

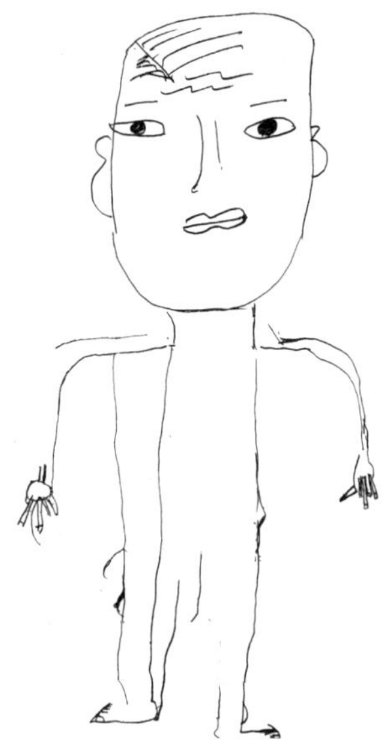

Fig.23b　自験例 3　自画像　訓練 3 か月後　Fig.23c　自験例 3　自画像　訓練 4 か月後

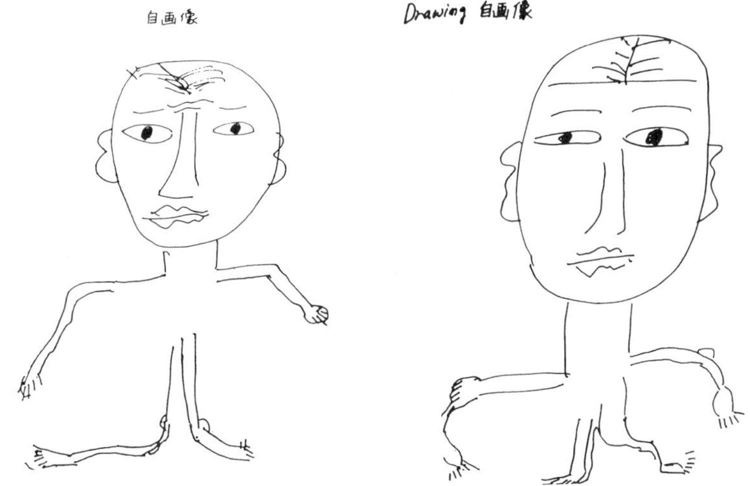

Fig.23d　自験例 3　自画像　訓練 7 か月後

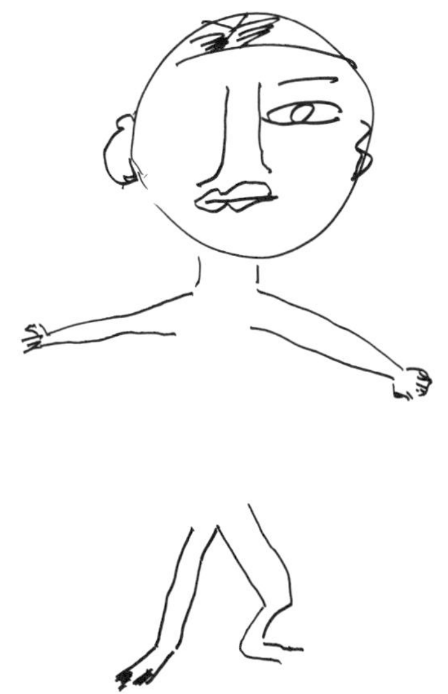

訓練を始めて３か月、抹消検査などで左側を見落とすことはほぼなくなった時期にＢ４の４倍の大きさの厚紙に自由画を描かせたところ、風景画を描いた。左側のスペースを大きく空白にするだけでなく右側に描いた家の絵も左側を脱落し、まさに典型的な玉ねぎ現象が出現した。

Fig.24　自験例３　自由画（風景画）

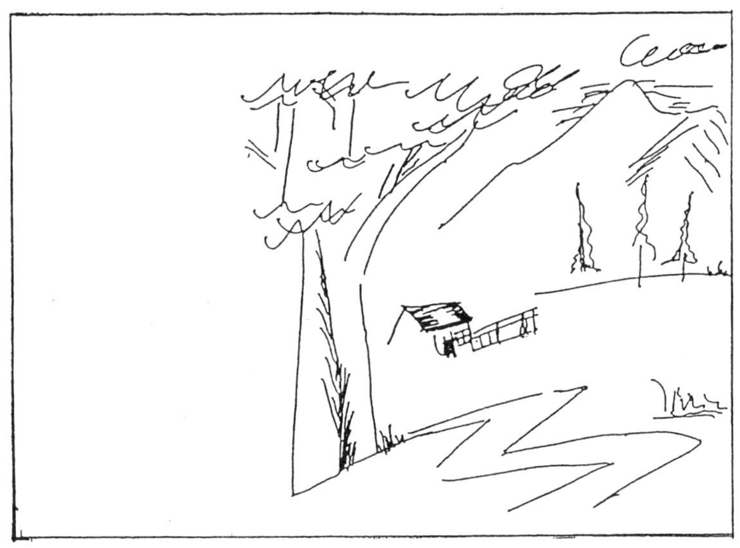

結局筆者が訓練した結果、改善できたのは「左側を見ること」を習慣化したことだけであった。この改善により物が見つけ易くなり、歩行に際し人にぶつかることも交通事故に遭う危険も減少し、日常生活は改善した。しかし、本症例の左半側空間無視は思い浮かべる像そのものの左側が欠けていることが主要因であると推定されるが、この根本的障害は何ら改善できなかった。

Table16 に訓練内容と学習効果の有無を一覧表にした。

Table16　自験例３の訓練一覧

Neglect 訓練の種類と学習効果の有無

○　効果あり　　△　多少効果あり　　×　効果なし

種類	訓練期間	訓練効果	
1. 抹消テスト	* 年 09~10 月	○	左側を見落とすことを指摘されると直後に改善したが、難易度が高い課題では左下の１個を見落とした
2. 絵単語の呼称	* 年 09~10 月	○	動物や物品６個を配置したＢ４紙を提示し、あるものすべてを答えさえる
3. 状況画の説明	* 年 09~10 月	○	家族が団欒している居間の絵
4. 直線の等分割	* 年 09~10 月	○	Ｂ４紙に長さや方向が異なる直線７本配置
5. 点繋ぎ	* 年 10~11 月	△	Ｂ４紙に横 10 × ８の点を配置しモデルと同じく位置を結ばせる構成課題　座標を作ると著しく改善した
スタンプ押し	* 年 10~11 月	△	点繋ぎと同様
6. 計算　電算機	* 年 09~11 月	×	２桁～３桁の簡単な加減乗除
筆算	* ＋３年 05~07 月	×	電算機と同様
7. 文章 a 模写	* 年 10~11 月	○	
b 作文 *	＋４年 05~07 月	△	
8. 三角版構成	* 年 11 月 ~ ＋５年	×	構成課題
9. 絵画構成課題	* 年 11~12 月	×	構成課題
	* ＋４年１月 ~* ＋５年	×	WAIS の組み合わせ問題
10. 絵の摸写	不定期	△	
11. 描画	* 年 09~12 月 1/W	×	改善を認めず
	その後は 1/ 半年	×	

Fig.25 は訓練前後の WAIS の動作性検査の成績の比較である。符号　絵画完成　絵画配列など左側を見落とさなければ正解できる課題では成績が改善しているが、視覚構成課題である積木問題と組合わせ問題は全く改善していない。

Fig.25　自験例 3　WAIS の結果

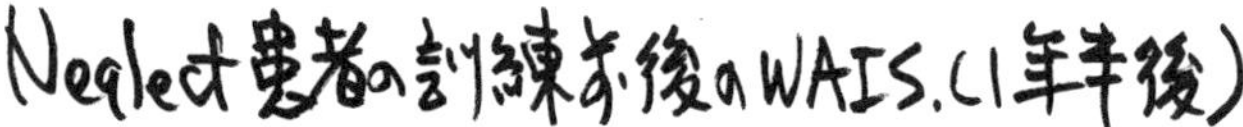

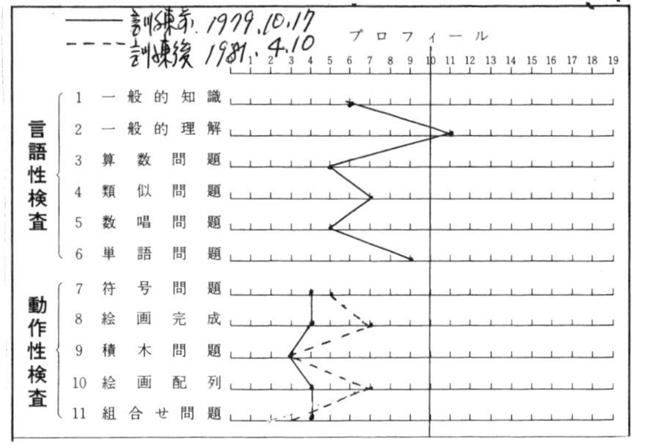

言語性検査	粗点	評価点	動作性検査	粗点	評価点（訓練前）	訓練後
1 一般的知識	7	6	7 符号問題	17	4	5
2 一般的理解	14	11	8 絵画完成	4	4	7
3 算数問題	4	5	9 積木問題	8	3	3
4 類似問題	7	7	10 絵画配列	6	4	7
5 数唱問題	7	5	11 組合せ問題	12	4	3
6 単語問題	22	9				
評価点合計 43 IQ 90 ( )			評価点合計 19 IQ 60 ( )			PIQ 78
全検査評価点総計						

訓練前 VIQ 90　PIQ 60
訓練後 不施行　PIQ 78

動作性検査のみ訓練後に再検した。訓練前は PIQ=60 であったが、訓練後は PIQ=78 となり、有意に改善した。

本例は左側を注意して見ることまでは訓練で学習できたが、描画、視覚構成能力や計算は改善できなかった。左側を見ることの他に注意しなければならない要素が加わると左半側空間無視が出現してしまう。すなわち注意できる容量が小さい。このことから注意低下説によっても説明できる。本例の左半側空間無視の発現メカニズムに関する仮説はイメージ説と注意低下説の両方が適用できると考えられる（中野, 1992, 中野, 1996）。

3-11-4　自験例４：半盲　脳動脈奇形　男性　28歳　大卒　会社員　右利き

20歳時右後頭葉深部の脳動静脈奇形に罹患し、血腫除去手術を受けた。術後左同名半盲となった（Fig.26）が、職場復帰し事務と簡単な設計を手掛けていた。

Fig.26　自験例４　半盲患者の視野

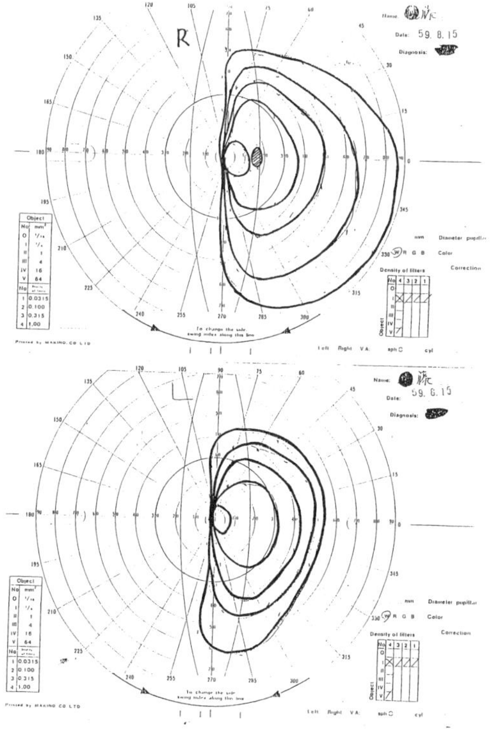

しかし、7年後に再発し再度手術を受けたが、AVMを完全に摘出することはできず、術後左片麻痺となった。再度職場復帰したが、2か月後に再再発。3回目の手術でAVMを完全摘出できた。手術後職場復帰し、術前と同じ仕事をしている。物体が欠けて見えることはないが、左側ですれ違う人を見落としてぶつかることはあるという。また左側に書いてある細かい文字や絵などを見落とすこともあるという。本例はその対策として常にそのことを自覚し、物を見る時は顔を斜めに向け、右目を多く使うようにして克服したと述べている。

〈左半側空間無視スクリーニング検査〉

本例に抹消テストや水平線の等分割などの課題を施行したが、いずれも問題なく正解した。

また自画像や時計の文字盤の描画に歪みはなく、左側の脱落もない。(Fig.27, Fig.28) また家、木、花、鳥のように複数のイラストから構成されている刺激モデルのコピーは半盲患者でも左側の花や鳥を書き忘れることがあり得るが、本例は非常に注意深く確認しながら模写しており、描き落しはな

Fig.27　自験例4　自画像

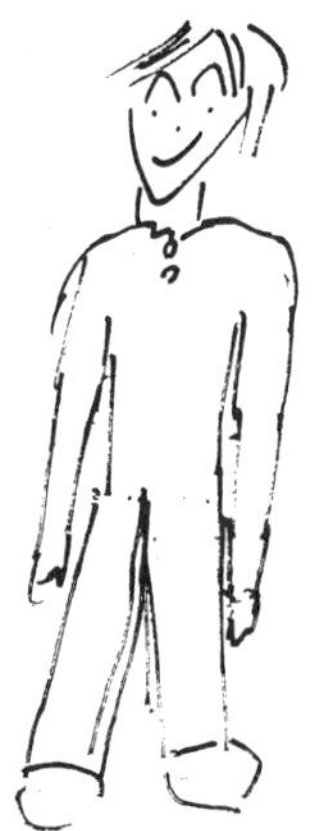

Fig.28　自験例4　時計の描画

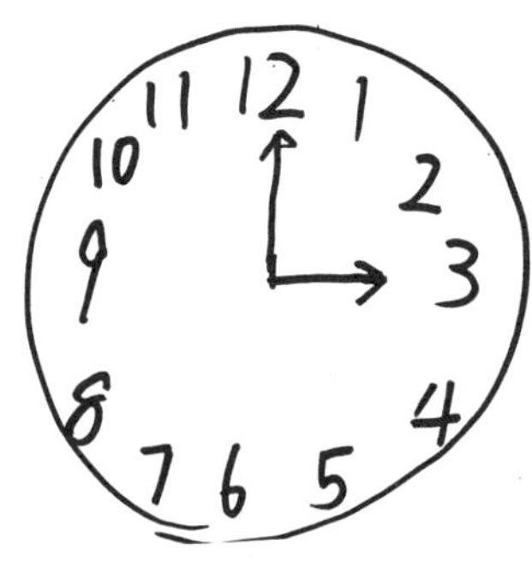

Fig.29　自験例４　絵の模写（家と木と花）

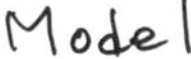

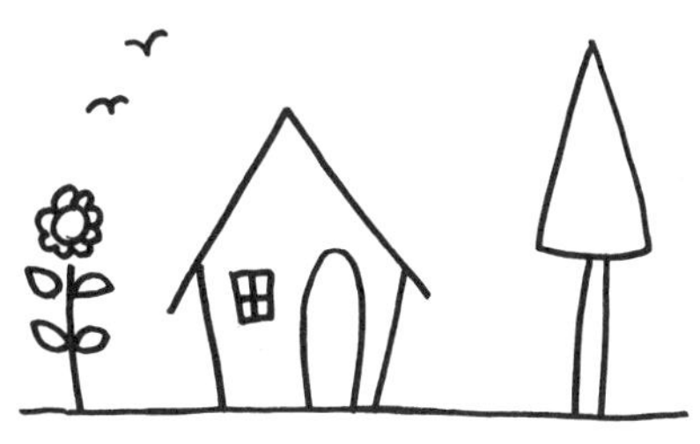

半盲患者の模写

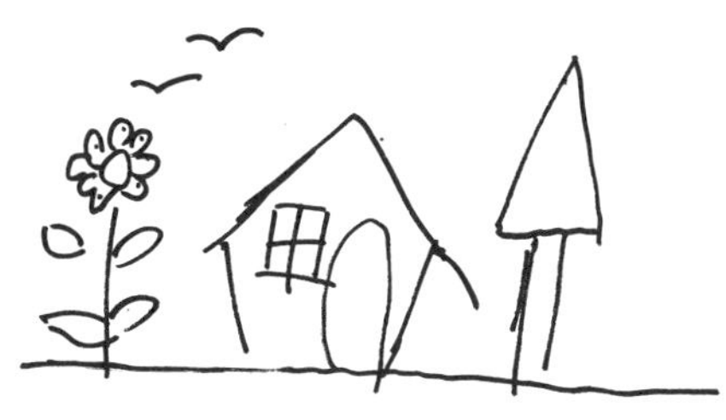

い（Fig.29）。また構成課題である点繋ぎも正解、筆算も全問正答であった（Fig.30, 31）（Nakano, 1987, 中野, 1996）。

以上３例の症例を比較すると無視と半盲の違いが良く分かる。どこが違うかと言えば半盲は１点を凝視している時に見えない部分があり、この視野欠損に起因する障害である。例えば物にぶつかるとか見落しの誤りはおき得る。しかしイメージは完全な形で保たれており、モデルを見ないで描く自画像や時計の文字盤の描画で歪みは生じない。

検査や訓練課題はいずれも初めて出会った左半側空間無視患者である自験

Fig.30　自験例４　点繋ぎ（構成課題）

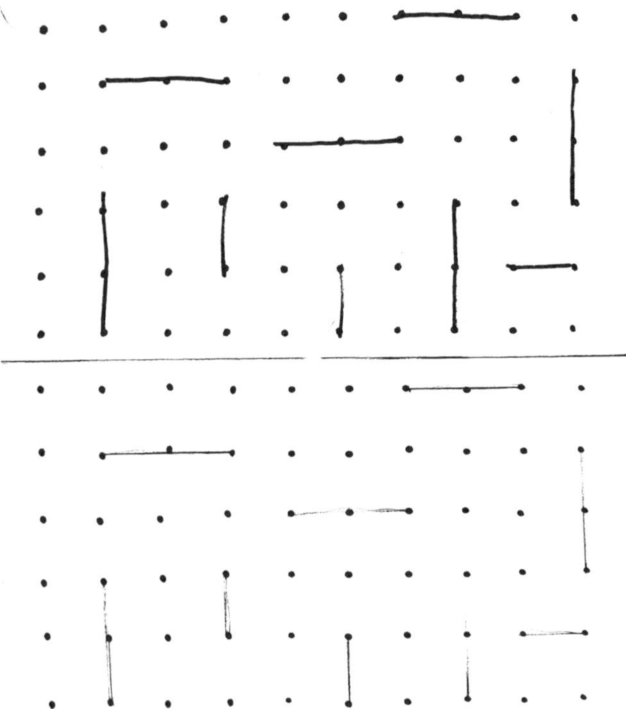

Fig.31　自験例４　筆算

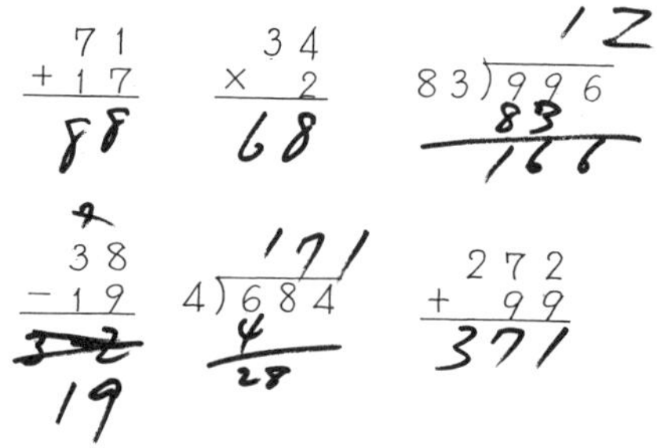

$$\begin{array}{r} 71 \\ +\ 17 \\ \hline 88 \end{array} \qquad \begin{array}{r} 34 \\ \times\ \ 2 \\ \hline 68 \end{array} \qquad \begin{array}{r} 12 \\ 83\overline{)996} \\ 83 \\ \hline 166 \end{array}$$

$$\begin{array}{r} 38 \\ -\ 19 \\ \hline 19 \end{array} \qquad \begin{array}{r} 171 \\ 4\overline{)684} \\ 4 \\ \hline 28 \end{array} \qquad \begin{array}{r} 272 \\ +\ \ 99 \\ \hline 371 \end{array}$$

例３のために筆者が試行錯誤で作成したものである。40年以上前のことである。しかしその直後に、重度の左半側空間無視患者であるが視野欠損を伴わない自験例２に出会い、彼に左半側の見落としによる誤りが起きないことがわかり、これらは無視そのものの症状ではなく合併している半盲の症状、あるいは半盲と無視が重複した時に初めて起こる症状であることが判明した。

半盲は視知覚障害であるが、左半側空間無視は認知障害である。自験例２はモデルを見ずに描いた自画像やよく知っている対象物の描画で左側の欠損や歪みが生じ、イメージ自体に欠損があるのではないかと推察された。自画像が歪むことはBrain（1941）がはじめて左半側空間無視患者をBrain誌上に掲載した論文ですでに報告している。左半側空間無視の診断では半盲にしか現れない症状と無視にしか現れない症状を理解し、区別する事が重要である。

左半側空間無視のスクリーニングテストは、思い浮かんだイメージをモデルを見ずに描かせるのが良い。筆者は自験例２を経験した以降は抹消テストや水平線の等分割ではなく、モデルなしで時計の文字盤や自画像を描かせている。またこの症状をよくわかった上で行動観察すると発見し易い。後期高齢者が車の免許証更新のために受けることを義務付けられているスクリーニング検査では時計の文字盤を描かせる課題がある。空間認知能力を調べるのが目的であるとされているが、時計の描画は左半側空間無視も検出できることから運転免許証更新の検査課題として適切な選択である。

第4章　心理・神経心理学的検査

心理検査と神経心理学的検査は元来別物であるが、医療領域ではあまり明確に区別されていない。神経心理学会や高次脳機能障害学会の発表や医学系の論文では神経心理学的検査の中に知能検査が含まれていることが多いが、知能検査は神経心理学的検査ではなく心理検査である。

知能検査のように健常者を母集団として抽出した被検者のデータを基に標準化した検査は心理検査である。これに対し、神経心理学的検査は脳損傷により生じた高次脳機能障害を客観的に表すために作成された検査である。しかし、本来心理検査として作成された検査も神経心理学的検査として使用されているものもあり、筆者でもどちらに属するか判然としない検査もある。

検査は目的に沿って作成されている。手引書をよく読み、内容を吟味して被検者の状態と目的にあった検査をよく選んで組み合わせて用いることが重要である。

すでに述べたように、全般的知的レベルが低下していることに気付かず特定の高次脳機能低下を診断することは誤りの元である。全般的知的レベルに問題がある可能性があれば必ず客観的な尺度でチェックし、全般的知的レベルとの比較に於いて診断すべきである。また検査の成績に影響を与える視覚、聴覚など感覚障害の有無をチェックする必要がある。さらに心理・神経心理学的検査はいずれも集中して真剣に受けた結果以外は信頼できない。被検者の体調不良や疲労、騒々しい環境で施行した検査結果は実際の能力を正確に反映しているとは言えない。同じ理由から長時間の検査施行も避けるべきである。

また忘れてならないことは、心理学と臨床神経心理学の領域では記憶の定義や分類が異なることである。医療の臨床現場ではHM氏によりrecent memory（delayed memory）の重要性が明らかとなり、記憶障害の診断にはrecent memoryを診断することが不可欠となったからである。HDSをはじめとする認知症のスクリーニングテストやWechsler Memory Scaleなど現在使用されている主たる記憶の神経心理学的検査が改訂され、HDS-RやWMS-Rとなったのはこの点を修正したからである。これによりようやく記憶の検査が臨床現場で使える実用的な検査となった。しかし、心理学者が作成した知能検査は心理学における分類や用語の定義が使われており、recent memoryと言う概念がない。

4-1　検査を選ぶ目を養う

客観テストはいかにも信頼性が高い印象を与えてしまうが、必ずしもどの検査もその期待に応えられる尺度であるとは言い難い。検者は検査内容や施行法に習熟することはもちろんのこと、それ以上に求められることはテストの良し悪しを判断できる目を養うことである。手掛かりはいくつかある。まずはマニュアルをよく読んでから実施してみることである。実施しなければわからない特性や欠点がある。

新しい検査を勉強する際はまずは自分が被検者となり検査を実施してみることをお勧めする。自分の能力を一番良く知っているのは自分であるから、その自分の成績を知ることは今後この検査を施行し、評価する際の基準となる。

また高次脳機能障害は検査結果のみからではなく被検者の被検態度を観察し、本人や家族との面接で得られる情報等と照合し、その情報と検査結果が相応な結果であるか否かにつき比較検討しながら総合的に診断する必要がある。

臨床現場では必要以上に負担が大きい検査を施行することは極力避けなければならない。即ち、目的を達成できるいくつかの選択肢がある場合は最も簡便な検査を選択すべきということである。できることなら、検査した成果の全てが被検者に有益な情報となるよう feed back されるべきである。

最適な検査を選ぶためには選べる引き出しを沢山持っていることが望ましい。課題内容が重要であることは言うまでもないが、所要時間も大切な条件である。成人でも１回の検査にかけられる時間は通常 40 分からせいぜい 50 分ぐらいまでが限度である。それ以上は疲労して集中力が低下するため強行しても信頼性がある結果は得られない。幼児、児童はそれより短時間である程度の結論が出る検査でなければ臨床現場では使い難い。検者は検査に振り回されることがないようしっかり内容を吟味し、使い易く目的に合った信頼性が高いテストを選ぶことが大切である。

１時間の枠を取り、40 分ぐらいまでに検査を終了し、残りの時間は本人との面接、家族からの聞き取りや相談に応える時間とすることができれば理想的である。被検者の状態にもよるが、それ以上時間を要する検査を施行しなければならない場合は何日かに分けて実施することが望ましい。

検査は種類ごとに難易度が異なる。まず使用する検査の難易度を把握する必要がある。鈴木ビネー式知能検査は２歳から 16 歳まで実年齢が高くなれば能力が高くなるとの仮説に基づいて課題が作成されている。ほぼ易しい課題から難しい課題へと順に並んでおり、各問ごとに何歳級のレベルか精神年齢が示されているため難易度が分かる。被検者のレベルに合わせて施行することにより短時間で終了できる。

田中ビネー式知能検査も各課題の難易度が精神年齢で分かる点は鈴木ビネー式知能検査と同じであるが、施行法が鈴木ビネー式知能検査と異なり所要時間が非常に長くかかることが問題である。また WAIS は健常者用に作成された検査であるから課題も健常者向きにレベルが高い。

Binet test は世界初の知能検査であり、鈴木ビネー式知能検査は日本初の知能検査である。WAIS をはじめとする多くの心理・神経心理学的検査が

Binet test の課題を採用している。従って、高次脳機能診断に携わる者はまずは検査の源泉であり、基本となる鈴木ビネー式知能検査に習熟することをお勧めする。こんなに多くの心理・神経心理学的検査の課題の出典が鈴木ビネー式知能検査であったのかと驚かれることだろう。それだけ鈴木ビネー式知能検査には高次脳機能診断にとって重要な課題が良く選ばれている。

鈴木ビネー式知能検査の内容をそっくりコピーして異なる検査名で市販している検査が、現実に大手を振って使用されている。許されることではない。

欠陥がある検査を使用しなければならない場合にはその欠点を十分理解し、所見にそれを反映させなければならない。主たる問題点を列挙する。

＊　全ての被検者に難易度が均一でない検査がある。

検査の基本は全ての被検者に対して同一の難易度であることであるが、これが守られていない検査が多くある。良く知られているのはHDS-R の野菜の名を出来るだけ沢山言わせる課題である。この設問が農業従事者やシェフ、家庭菜園を趣味にしている人々に有利であることに思い至らないのだろうか？　この課題がなければHDS-R がどれほど使い易いことだろう。筆者は毎回この成績の処理に悩みながら使用している。

単語をできるだけ沢山言わせる課題（word fluency）は現在では前頭葉検査とされているが、出典はBinet test である。鈴木ビネー式知能検査では42問（MA9 歳～ 10 歳級）で　① 鳥の名前　② 果物の名前　③ 4 つ足動物の名前を各群ごとに30 秒間に5 個ずつ答えさせる。また51 問（MA 11 歳級）は、名詞ないし形容詞を3 分間に60 個言わせるが、種類は問わない。このようにカテゴリーを増やしたり、取り除いたりしている理由は被検者にとって難易度が均一になるよう配慮して作成されているからである。

心理学者は150 年前に記憶の実験研究をするにあたり、全被験者に刺激の難易度を均一にすることを追求した結果、意味を持たない無意味綴りを創出して刺激として採用したほどである。有意味、無意味言語記憶検査がそれを採用しているが、残念ながら短期記憶の検査であるため臨床現場ではほとんど使うことがない。

＊　欧米で作成された検査の日本版を作成する際は国内で標準化し直し、社会的、文化的環境に合うよう設問内容を変更し、難易度を原版と統一する必要がある。しかし、それが適切に行われていない検査が少なくない。例えばCognistat の文章問題は日本人が常識的に回答すると減点される。

＊　採点法に問題がある検査がある。リバーミード行動記憶検査はオリエンテーションの課題で１題でも不正解があると最終的にスクリーニング点で０点になる。この中に県知事名を問う設問がある。即ち県知事名を答えられないとそれだけで最終的に０点になる。しかし、この課題は住んでいる地域性や転居後にどのくらい年数が経過したかなど様々な条件により難易度の個人差が大きい。見当識が０点であると徘徊するのではないかと思うほど重度であると錯覚してしまう。これは恐らくアメリカの州知事を日本版では県知事に充当したのだと思うが、州知事は県知事より知名度が高いのであろう。

＊　手引書に書いてある教示通り施行できない、あるいは教示が非常に分かり難い検査がある。これは欧米の検査の原著にも、国内で翻訳され標準化された検査にもある欠陥である。例えばCAT（Clinical Assessment for Attention）の「上中下検査」は被検者の解答の誤りをどうやって記録するのだろう？実際に教示通りやってみて欲しい。

＊　Wisconsin Card Sorting Test の Wisconsin 大学で出版している原本はそのままでは通常の臨床現場では使えない。原本のマニュアルには「被検者となった Wisconsin 大学の学生が終了後何をされたのか分からなかったと

述べた」と書いてある。そのようなマニュアルとカードのみのセットを驚くほど高価な値段で販売しているのである。当然ながら臨床現場ではこのままでは使用できないから、世界中で修正版が作成されている。

＊　質問と正答の整合性が取れていない検査がある。FAB（Frontal Assessment Battery）の1問は「似ているところはどこですか」との設問に対して上位概念を答えないと不正解になる。例えば「机」と「椅子」の類似点を問う設問に対して上位概念、即ち「家具」と答えないと0点である。Dubois（2000）の原版でもそのように書いてある。

この設問の出典である鈴木ビネー式知能検査では類似点を問う設問には類似点を答えれば正解である。例えば「船」と「自動車」の類似点を問う38問（MA8歳級）は「走る」「人を載せて動く」など機能の共通性を答えれば正解である。上位概念を答えれば優秀な解答であるとして加点するのであれば理解できるが、類似点を設問し類似点を答えているにもかかわらず不正解にするのは問題である。前頭葉テストとして上位概念を答えさせる課題を出題したかったのであろうが、そうであればより適切な教示を工夫するべきである。

＊　所要時間がかかりすぎる。

田中ビネー式知能検査

Wechsler Memory Test

4-2　全般的知的レベルの診断

＊知能の定義

知能の定義は未だ確立していない。「知能の定義はそれを定義する心理学者の数ほどある」との有名な言葉があるほど難しい。古くから多種多様な定義が主張されてきたが、その中で比較的広く受け入れられ易い定義を以下に記す。

1. Terman, L.M.（アメリカ）

抽象的思考力を重視した高等な精神能力。知能の本質を抽象的思考力即ち高次の精神能力に集約されるものであると考えた。ヒトの知的能力は推理、判断、理解力、思考力など動物とは異なる精神力であるとするものである。Terman は Binet が作成した精神遅滞児を判別する尺度を拡大して世界初の知能検査を作成したが、その際この主張が生かされている。

2. Binet, A.（フランス）

一般知能の本質は方向性（一定の方向をとり、持続する能力）、目的性、自己批判性の３側面から成る。個々の能力の寄せ集めではなく、一つの統一体として存在する一般的能力（一般知能）があらゆる知的能力の基礎である。

3. Wechsler, D.（アメリカ）

「目的的に行動し、合理的に思考し、環境を効果的に処理する個人の総合的、全体的な能力である」とし、目的性と全体性を強調した。彼のこの考えを反映して作成されたのが多数の下位検査から成り、多面的機能を測定する Wechsler 式知能検査である。

4. Piaget, T.（スイス）

生体の環境に対する活動と環境の生体に対する活動を均衡させる能力。

5. Stern, W.（ドイツ）

新しい場面に適応する生得的な全ての精神能力。

6. Dearborn, W.F.（アメリカ）

「学習能力や経験を重視し、獲得する能力」を強調するもの。かつて教育界で広く受け入れられてきた。しかし、知能は学力と共に発達的に形成されるものであるにもかかわらず、あたかも知能が学力の基礎であるかのような捉え方をしている点に問題がある。

7. Boring, E.G.（アメリカ）

「知能検査により測定された結果が知能である」と定義した。それ以外にわかりようがないとする。知能はどんなに言葉を尽くして定義したところで、知能検査では定義通りの結果は得られない。検査により測定する以外に知能を表現する手段はないのであるから、知能検査で測定した結果を知能であると定義するのが最も実用的であるとする。

知能の定義は未だ確立していないが、この道具的かつ実証的な立場に基づいてIQと言う用語が使用されてきたことは間違いない。この種の操作主義的定義は分かり易いが、あくまでテスト内容を熟知して何を測定しているのか、何が測定できていないのか、限界を十分理解した上で結果を利用しなければならない。

以上の定義から集約して言えることは、知能とは認知、記憶、思考、判断、推理など知的機能の複合した概念であり、環境に対する知的適応の可能性を重視した実用的な概念である。

4-2-1　知能検査

知能検査は古い歴史を持ち、信頼性や妥当性の見当も十分行われてきており、そこから導き出された知能指数（IQ）は信頼に値する。知能検査は知能を量的に評価する目的で作成された尺度であるが、測定しているのは知的能力の全てではない。あくまで一般的、多面的、全般的な能力である。いわゆる「一般知能」であり、特殊な能力を測定していない。例えば、数学や文学、また音楽や美術など芸術や特殊な能力は除かれている。さらに一般知能の中でも客観的に短時間で測定し易い課題が選ばれている。

往々にしてIQが能力の全てであるかのような誤解を生み、数値が独り歩きしがちであるが、知能検査の定義と限界を十分理解し、この点を配慮しつつ結果を取り扱わなければならない。筆者は以下のような笑えない症例を体験したことがあり、あらためてIQを被検者や家族に伝えてはいけないと思い知った次第である。

立派な中年の紳士が知能検査を受けたいと大学病院を受診したことがある。筆者がなぜ知能検査を受けたいのか尋ねたところ、「やはりお話しなければならないでしょうね」と言って、話してくれたエピソードに筆者は仰天したものである。婚約者の父親が自分の息子が二人ともIQが200だったから、お前も知能検査を受けてこいと勝手に受診を予約したのだという。筆者は知能検査はこちらが必要と認めた患者さん以外は施行できない旨を説明し、健常者用スクリーニングテストとしてWCSTのみ施行して終了した。ご本人には知的な問題はないこと、また成人にIQ 200を算出できる知能検査は存在しないことを説明した。

Binet testではIQは実年齢÷精神年齢×100であるから、3～4歳の幼児であれば、教育ママが少し特訓すれば簡単にIQを200に引き上げることができる。しかし、Binet test は16歳を発達の頂点と仮定する検査であり、16歳以上の被験者の場合はIQの最高値は153である。Wechsler式知能検査もWAIS-IVでFSIQの最高値が160である。

4-2-2　Stanford Binet Intelligence Scale

Binet, A.　1905

1904年、パリで特殊学級を開設するにあたり、文部当局が対象となる生徒を選別する目的でテストを作成するよう実験心理学者のBinet, A.に依頼した。文部当局からの依頼は、怠けてできないのではなく、真面目に勉強しても通常のクラスではついていけない子供を選別できる尺度を作成して欲しいというものであった。依頼を受けたBinetが精神科医のSimon, T.の協力を得て知能尺度を作成した。Binet は知能を各要素に分かれた個別の能力の集合と考えるのではなく、一つの総合体であると考え、方向性、目的性、自己批判性の 3 側面を有するものと考えた。

その後アメリカの Stanford 大学大学院在学中の Terman L.M. が、Binet が作成した尺度の検査項目を増やし、年齢を拡張整備して広い年齢層を対象とした知能検査を作り上げた。Terman は「知能は抽象的思考能力を重視した高等な精神能力」であるとし、その考えに基づいて知能検査を作成している。これが Stanford Binet Intelligence Scale である。世界で初めて開発された発達検査であるが、瞬く間に各国で標準化し直され国際的に拡散した。

本検査で用いられている課題は非常に基本的、実用的であるため Wechsler 式知能検査をはじめ多くの神経心理学的検査に採用されている。有名な digid span（数唱問題）、word fluency（語想起）、similarity（類似問題）などはいずれも起源をたどれば本 Scale にたどり着く。

1911 年 Binet は知能水準を MA（mental stage）とし、MA と実際の年齢（CA: chronological age）との比率から知能指数（intelligence quotient）を算出し、IQ = MA/CA × 100　で表わした。

日本版 Binet 式知能検査の標準化は鈴木治太郎氏と田中寛一氏により作成された。前者は鈴木ビネー式知能検査であり、後者は田中ビネー式知能検査である。

4-2-3　鈴木ビネー式知能検査

鈴木治太郎　東洋図書　1956

世界で最古の知能検査である Stanford Binet Intelligence Scale を鈴木治太郎氏が、35 年かけて標準化し直して作成した日本初の知能検査である。原版の手引書の題名は「実際的・個別的 智能測定法」となっているが、現在では通常鈴木ビネー式知能検査、鈴木 Binet test、S-Binet test 等の略式名称が使用されている。

また簡便で短時間で施行できる唯一の知能検査である。高次脳機能のアセスメントに携わる者はこの検査の原版の手引書をぜひ読んで欲しい。全ての心理・神経心理学的検査の原点がここにある。

Binet 検査は発達検査であり、2 歳級から 16 歳級まで年齢と共に知的レベルが高くなるとの仮説に基づき作成されている。難易度順に多種多様な課題が並んでおり、各課題ごとに MA 何歳であれば何％正答できたかわかる。

Fig.32 のグラフは 11,546 名に施行した本検査の成績（IQ）の分布である（鈴木, 1966）が、他に例を見ないほどきれいな正規分布である。鈴木氏がいかに精緻に標準化した検査であるかがわかる。

これだけしっかり作成されている検査であるから、時代を超えて現在でも十分通用するのであろう。Wechsler 式知能検査をはじめとして数多くの神経心理学的検査がこの検査にある課題を多数取り込んでいる。

Fig.32　鈴木ビネー式知能検査の IQ の正規分布（鈴木, 1966）

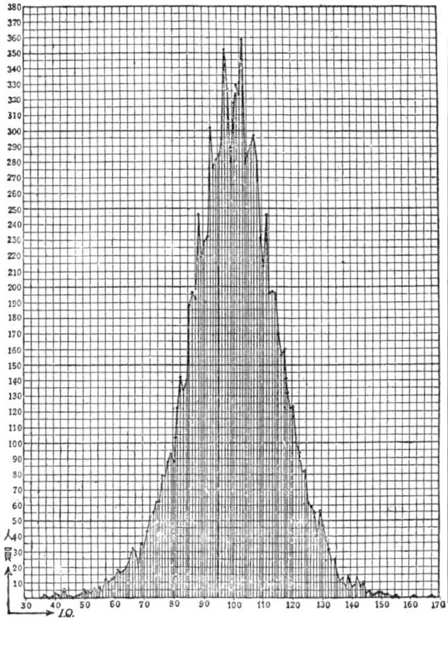

第５表

I.Q.	人員	%		智能階段
160—	2	0.017	0.095	きわめて優秀智
150—	9	0.078		
140—	58	0.402	2.351	優　秀　智
130—	225	1.949		
120—	751	6.504	23.209	上　　　智
110—	1,929	16.705		
100—	2,987	25.867	50.600	普　通　智
90—	2,856	24.733		
80—	1,764	15.276	21.221	下　　　智
70—	646	5.945		
60—	226	1.957	2.563	劣　等　智
50—	70	0.606		
40—	19	0.165	0.199	きわめて劣等智
30—	4	0.034		
計	11,546	100.000%		

施行法は４～５題続けて正答できるとそれより易しい課題は全て正答と見做し、同じく４～５題不正解が続いたところで終了する。従って検査前に十分ラポールを築き、およその能力が推定できてから開始すると、被検者に適した難易度の課題から施行できる。その結果、被検者が侮辱されたと感じるような易し過ぎる課題や、過度に難しすぎる課題を延々と課す必要がない。また多様な課題が難易度順に並んでいるため認知機能が平均的、相対的であれば測定する課題が少なくて済み、短時間で終了できる。さらに各課題ごとに難易度が分かるため、必要な課題のみを部分的に施行することもできる。

ごく相対的、平均的に認知機能が低下している場合は５題正解した後、５題不正解、計 10 題施行すれば終了する。これとは対照的に斑状に知的機能の低下があり、部分的に難易度の高い課題が正解できる場合は長時間を要する。所要時間は約 15~40 分。

鈴木治太郎氏は「改訂版をだすな」と遺言を残されたとのことである。彼が生涯をかけて作成した原版の鈴木ビネー式知能検査は実によくできており、誰しもこれより優れた改訂版を出せるはずがないとの確信があったからだろう。2007 年に出版された改訂版は時代に合わない課題のみ修正し、また標準化し直したのみで原形をできる限り留めておこうとしている姿勢は評価できる。しかし、それでも改定前の原版の方が使用し易い点が少なくない。

原版で批判された課題と時代に合わなくなった状況画や文章課題が改善されたことでこの検査は使い易くなった。しかし、原版の長所が改悪されてしまった点もあることは非常に残念である。例えば、原版は軽量で、どこにでも運べるコンパクトなことが長所であったが、改訂版は大きく重く、使い勝手が悪くなった。カードは分厚くなり、しかも綴じられているため付箋をつけるなどしないと必要とするカードを見つけるのに時間がかかる。原版はカードであったから、被検者に必要なカードを前もって選別しておくことが可能であった。

また３㎎ずつ重さの異なる５個の立方体を軽い順に並べさせる課題で使用する立方体が原版ではこげ茶色の無地であったが、改訂版ではカラフルなサイコロになってしまった。これは恐らく正解が見た目でわかるように検者に配慮したものと思うが、重さの感覚に集中させる課題であるのに視覚刺激がうるさい。筆者は原版の立方体の一面の隅に鉛筆で小さく軽い順に数字を書き入れており、必要な場合（正解に自信が持てない時）はそれで確認している。

筆者は長年鈴木ビネー式知能検査を認知症スクリーニングツールと併用して認知症や高次脳機能障害の診断を行ってきた。最近、様々な神経心理学的検査が開発されてはいるが、全般的知的レベルを測定する検査としてはやはり知能検査が最も信頼性が高い。本来発達検査であるが、基本的かつ現実的な全般的知的能力を反映できる課題が良く選ばれているからである。また、認知症に適した知能検査が他にないからでもある。

この検査を成人に使用する場合は、全般的知的レベルが低下している事がわかっているか疑われる被検者に限られ、初めから健常レベルであることが明らかな場合は適用しない。成人が被検者の場合は改訂版ではなく原版の方が適している。成人に使用する場合はMA何歳ぐらいであれば加齢相応であるか読み替える必要があり、これには経験を要する。

本検査では全般的知的レベルと各課題の成績を同時に測定できる。この特性は高次脳機能障害の診断には大変有用である。例えば軽度の物忘れの訴えがある場合、43問の文章の内容の記憶と44問の２つの幾何学図形の記憶の課題を施行する。43問は15文節の文章を書いたカードを後で内容について尋ねるという予告はせずに音読させ、カードを回収した後「今読んだ中にどんなことが書いてあったか、今覚えていることをすべて言って下さい。」と教示した。言葉通り答える必要はなく、内容を答えられれば正解。15文節中８文節答えられればMA10歳級である（Fig.33）。44問は２つの幾何学図形を描いたカードを10秒間提示し、カードを回収した後２つの図形を再生してもらう。誤りなく描ければ各１点、不正確に描いた場合は0.5点で、小計1.5点獲得できればMA10歳級である（Fig.34）。

43問、44問はMA10歳級の課題であるからこの検査を施行した結果不合

Fig.33　鈴木ビネー式知能検査　43 問　文章の内容の記憶

昨夜　十時頃　東京都の　浅草に　火事があった。
一時間ばかりで　消えたが　十七軒焼けてしまった。
二階に　よく眠っていた　一人の女の子を　助けよ
うとして　一人の消防夫が　顔に　火傷をしました

Fig.34　鈴木ビネー式知能検査　44 問　2つの図形の記憶再生

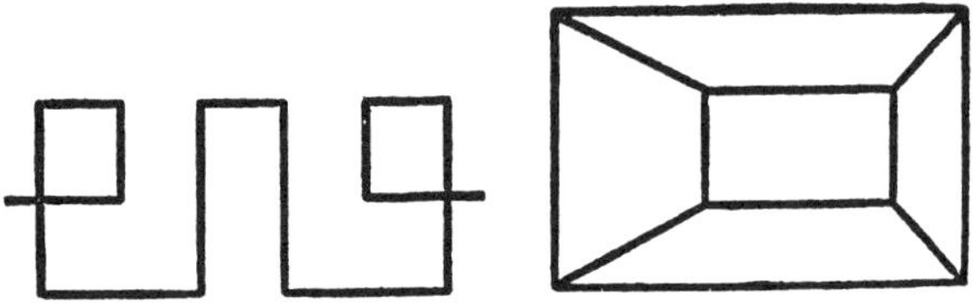

格である場合、全般的知的レベルがMA10歳以上であれば、全般的知的レベルに比較して記憶が低下していると言えるが、そうでなければ全般的知的レベルの低下による当然の結果、記憶も低下していると理解できる。

また本検査の特徴である多種多様な課題が難易度順に並んでいることを利用して、言語性と非言語性の成績を比較することもできる。言語性課題が非言語性課題の成績より歴然と低かったことから、認知症ではなく失語者であることが判明した症例もあった。

長らく全国の都道府県で成人の精神遅滞者の障害年金を付与する際の診断用に使用されてきたが、近年時代に合わなくなった課題が含まれているとして使用されなくなり、鈴木ビネー式知能検査の存在を知る人は少なくなった。

本検査は時代を超越したごく基本的かつ現実的な課題が良く選ばれている。また鈴木氏が的確なサンプリングによりしっかり標準化を行っているため、長い年月を経た後に作成された改訂版においても大きな変更を認めない。文化的に影響を受け易い課題に配慮すれば現在でも原版を十分使用できる。例えば２本の紐を与え、蝶結びを作らせる紐結び課題（21 問）は原版では５歳級の課題であるが、マジックテープの普及や風呂敷を使用する文化がなくなったことから高学年の小学生でもこれをできない生徒が少なくないという。2007 年に作成された改訂版では 31 問（MA ７～８歳級）となっている。また 47 問など暗い表現の文章が使われている課題は改訂版の文章と差し替えて使用する方が良い。

4-2-4　鈴木ビネー式知能検査に起源をもつ課題

検査は種類ごとに難易度が異なる。従って、使用する前に検査の難易度を把握する必要がある。Wechsler 式知能検査を始め、数多くの神経心理学的検査が Binet test の課題をそのまま、あるいは少し変形した形で採用しているため、それらの課題に関しては鈴木ビネー式知能検査まで戻れば MA 何歳レベルの課題であるかが分かる。

高次脳機能診断を勉強する際には、まずはこの基本となる鈴木ビネー式知能検査に習熟することをお勧めする。これほど多くの検査課題が Binet test から採用されているのかと驚かれるだろう。それだけ鈴木ビネー式知能検査には高次脳機能診断にとって重要な課題が多数選ばれているということである。以下にすぐに思いつく例を上げる（Table17）。

Table17　S-Binet test の課題を採用している検査

数唱：順唱と逆唱（Digit span）	Wechsler 式知能検査 CAT　Cognistat WMS-R　K・ABC HDS-R　MMSE　MoCA-J
見当識（orientation）	Cognistat　WMS-R　リバーミード行動記憶検査　HDS-R　MMSE　MOCA-J
類似問題	Wechsler 式知能検査 Cognistat FAB MoCA-J
判断（judgement）	Cognistat
図形の摸写（copy）	MMSE　MoCA-J　Benton 視覚記銘力検査　ベンダー・ゲシュタルトテスト　標準高次動作性検査
図形の再生（recall）	WMS-R　Benton 視覚記銘力検査　MMSE　標準高次視知覚検査（VPTA）
文章の書きとり（dictation）	MMSE　SLTA
文章の読み　（reading）	MMSE　SLTA
文章の復唱（repetition）	MMSE　MoCA-J　SLTA　Cognistat
文章の内容の記憶	WMS-R　リバーミード行動記憶検査
語想起（word fluency）	HDS-R　SLTA　WMS-R　FAB　RAVLT　MoCA-J
算数	Wechsler 式知能検査　K・ABC　SLTA　MMSE　HDS-R　MoCA-J
ボール探し	BADS
構成（construction）	K・ABC
欠けている部位の指摘	Wechsler 式知能検査　K・ABC

4-2-5　田中ビネー式知能検査 V

田中教育研究所編　田研出版　2002

本検査は 1987 年版をほぼ踏襲している。２歳～ 13 歳の被検者は従来通り知能指数（IQ）と精神年齢（MA）を算出する。MA14 歳以上は原則として偏差知能指数（DIQ）を算出する。精神年齢は原則として算出しない。また検査用具を一新して大型化、カラー化した。1 歳級以下の発達を捉える指標として発達チェックを行う。

田中ビネー式知能検査は幼児の課題が充実しており、課題内容は 3~4 歳以下の対象者の測定に適している。しかし所要時間が長く、医療現場では施行し難い。筆者は幼児を診断する際には田中ビネー式知能検査の 87 年版を使用していたが、それでもマニュアル通りに施行しようとするとほとんど終了できなかった。同一年齢の課題が全て正解し、すべて不正解になるまで施行しなければならないからである。脳に障害がある患者は機能低下に傾りがあることが多いため、とくに医療現場では終了できないことが多いのかもしれない。

改訂版（田中 V）はさらに課題の数が増え、膨大となった。検査は一般に改訂版ほど課題が増え、時間も長時間を要する傾向がある。

4-2-6　Wechsler 式知能検査

1938 年アメリカの心理学者である Wechsler が、当時知的に低い対象を診断するための Stanford Binet Intelligence Scale しか存在しなかったことから、健常者用にも知能検査が必要であるとして作成したものである。知能は多面的な総合体であるとの彼の知能観に基づいて作成されたため多くの下位検査から成る。知的機能を特性ごとに構造的に測定できるが、長時間を要する。

WAIS（Wechsler Adult Intelligence Scale）、WISC（Wechsler Intelligence Scale for Children）、WPPSI（Wechsler Primary Scale of Intelligence）がある。WAIS、WISC 共に最新の改訂版は IV 版である。

一般的には Wechsler 式知能検査が知名度が高いが、この検査は元来健常成人用に作成されたものであることを忘れてはならない。改訂前の日本版 WAIS は IQ 60 以下は scale out であり、適用対象者は 16 歳から 64 歳であった。改訂版はIQ 45まで算出でき、適用対象は84歳まで拡大されたが、改訂を重ねても課題内容の難易度は原版とほぼ同じであるから、拡大された対象者に施行するには無理がある。IQ 60以下の被検者あるいは80歳以上の高齢者に施行するには適さない。従って、認知症の診断には不適切であることは自分でこの検査を施行するか被検者を体験すればすぐわかる。あくまで健常者レベルの患者を対象として、あるいは多面的、質的、構造的に知的機能を測定したい時に限って使用するべきである。

WAIS-IIIとWISC-IIIはWAIS-RやWISC-Rより課題が増え、ただでさえ負担が大きい検査がさらに使い難くなった。WISC-IVとWAIS-IVはこの点の修正を試みているように見える。

また所用時間が1時間半から2時間を要し、2回以上の通院を要する。しかし、長時間かけてこの検査を施行したところで、高次脳機能診断に最も必要な記憶の検査が不備である。記憶障害や認知症診断に最も重要なrecent memoryを測定する課題が含まれていないからである。すでに述べたように知能検査は心理検査であり、記憶の定義は心理学領域で歴史的に分類されてきた定義に従っている。HM氏の出現以降に医療領域で使用されている記憶の分類や定義は使われていない。

最も簡便で時間もかからない知能検査で全般的知的レベルを押さえた上で、被験者の状態に合わせて適切な神経心理学的検査を選び、いわばオーダーメイドのテストバッテリーを組むことが望ましい。

4-2-7 WAIS-IV（Wechsler Adult Intelligence Scale IV）

David Wechsler, Diane L. Coalson, Susan Engi Raiford

日本版WAIS-IV刊行委員会　日本文化科学社　2018

WAIS-IIIの改訂版。全般的な知的能力を示す合成得点（全検査IQ:FSIQ）のほか特定の認知領域の知的機能を表す下位検査評価点と合成得点（指標得点）も算出する。WAIS-IVは検査構成の単純化、および被検者の成績を認知機能のより限定的な領域で反映する指標得点の重視など大きな改訂がなされた。本検査は 15 種類の下位検査から成る。そのうち 12 種類の下位検査は WAIS-III から引き継いだものであり、さらに３種類の下位検査すなわち「パズル」「バランス」「絵の抹消」が新たに加えられている。

言語理解には３種類の基本検査（「類似」「単語」「知識」）と１種類の補助テスト（「理解」）、知覚推理には３種類の基本検査（「積み木問題」「行列推理」「パズル」）と２種類の補助検査（「バランス」「絵の完成」）、ワーキングメモリーには２種類の基本検査（「数唱」と「算数」）と１種類の補助検査（「語音整列」）、処理速度には２種類の基本検査（「記号探し」と「符号」）と１種類の補助検査（「絵の抹消」）が含まれる。

合成得点（FSIQ と４つの指標得点）を求める場合は可能な限り基本検査を実施するが、基本検査で得た得点が何らかの原因で無効になった場合は補助検査の得点を代用できる。補助検査は知的機能のより広範囲の情報を提供するもので、解釈及び臨床判断のための付加的情報をもたらす。

本検査では WAIS-III の合成得点が変更された。これは構成される下位検査の性質および各合成得点が評価する認知能力を正確に反映することを意図している。

以下に WAIS-IV の合成得点とその略称を示す（Table18）。

Table18

合成得点	略称
全検査 IQ（Full Scale IQ）	FSIQ
言語理解指標（Verbal Comprehension Index）	VCI
知覚推理指標（Perceptual Reasoning Index）	PRI
ワーキングメモリー指標（Working Memory Index）	WMI
処理速度指標（Processing Speed Index）	PSI

本検査の枠組みは言語理解指標、知覚推理指標、ワーキングメモリー指標、

処理速度指標の4指標から構成されており、これらの指標を算出する。WAIS-IIIの合成得点が変更され、VIQは言語理解指標（VCI）に、PIQは知覚推理指標（PRI）に置き換えられた。全検査IQはFull Scale IQ（FSIQ）である。

1．言語理解（Verbal Comprehension Index, VCI）

基本検査は「類似」「単語」「知識」であり、補助検査は「理解」である。

2．知覚推理指標（Perceptual Reasoning Index, PRI）

基本検査は「積み木模様」「行列推理」「パズル」であり、補助検査は「バランス」（16歳～69歳のみ）と「絵の完成」である。

3．ワーキングメモリー指標（Working Memory Index, WMI）

基本検査は「数唱」と「算数」であり、補助検査は「語音整列」（16～69歳のみ）。

4．処理速度指標（Processing Speed Index, PSI）

基本検査は「記号探し」と「符号」、補助検査は「絵の抹消」（16～69歳）のみ。

検査内容

積み木模様（Block Design）：

提示されているモデル図形と上から見て同じ模様となるように2色の模様で構成された積み木を並べさせる。

類似（Similarities）：

口頭提示された2つの刺激単語の類似点を答えさせる。

数唱刺激（Digit Span）：

「順唱」は読み上げられた数列を同じ順番で答える。「逆唱」は読み上げられた数列の順番を逆にして答える。

行列推理（Matrix Reasoning）：

選択肢の中から最も適したものを選んで、提示されている不完全な行列または系列を完成させる。

単語（Vocabulary）：

絵の課題では提示された絵の名称を、語の課題では文字および口頭で提示された語の意味を答える。

算数（Arithmetic）：

口頭で提示された算数の文章問題を制限時間内に暗算で答える。

記号探し（Symbol Search）：

左側に提示されている刺激記号の１つが右側のグループの中にあるか否かを判断させる。

パズル（Visual Puzzles）：

選択肢の中から組み合わせるとモデル図形と同じになるもの３種類を時間内に選ぶ。

知識（Information）：

一般的な知識に関する質問に答える。

符号（Coding）：

見本を手掛かりとして数字と対になっている記号を制限時間内に書き写す。

語音整列（Letter- Number Sequencing）：

読み上げられた一連の数列と仮名を昇順、五十音順に並べ替えて答える。

バランス（Figure Weights）：

提示された絵の天秤が釣り合うために適切な重りを選択肢の中から制限時間内に選ぶ。

理解（Comprehension）：

一般的な原則や社会的状況についての理解に関する質問に答える。

絵の抹消（Cancellation）：

規則的に並んだ様々な図形の中から特定の図形を探し、制限時間内に線を引いて抹消する。

絵の完成（Picture Completion）：

提示された絵の中で欠けている重要な部分を探し、制限時間内に答える。

4-2-8　WISC-IV（Wechsler Intelligent Scale for Children IV）

David Wechsler

日本版 WISC-IV 刊行委員会　日本文化科学社　2010

WISC（Wechsler, 1949；日本版は 1953）は Wechsler- Bellevue intelligence scale（Wechsler, 1939）にあった下位検査を児童用に修正したものであるが、「迷路」のみ WISC のために開発され、これを加えて下位検査は 12 となった。これらの下位検査は言語性検査と動作性検査に分類され、言語性 IQ（Verbal IQ: VIQ）、動作性 IQ（Performance IQ: PIQ）、全検査 IQ（Full Scale IQ: FSIQ）が算出された。改訂後の第 2 版 WISC-R も第 3 版の WISC-III（Wechsler, 1991; 日本版は 1978）も 12 の下位検査の全てが引き継がれた。さらに WISC-III では処理速度を評価するものとして「記号探し」が導入された。また従来の言語性 IQ、動作性 IQ、全検査 IQ に加えて言語理解（VC）、知覚統合（PO）、注意記憶（FD）、処理速度（PS）の 4 つの指標が合成点として初めて導入された。

WISC-IV 改訂の目的は 10 年間に及ぶ WISC-III の研究、神経心理学、臨床心理学および学校心理学の専門家からの助言、知能理論、知能検査評価、認知発達、認知神経学の分野における文献のレビュー等から導き出された以下の項目であると言う。

1．理論的基盤を更新すること

2．臨床的有用性を高めること
3．開発の適切性を向上させること
4．使いやすさを向上させること

Wechsler が WAIS を作成した当初は神経心理学的検査として用いることを意図したわけではなく、心理検査として作成されたものであるが、次第に神経心理学的バッテリーとして不可欠な検査となってきた。

知能検査は通常、心理的機能および認知機能の多様な領域を評価する総合バッテリーとして実施されている。Wechsler 式知能検査の結果は主に他の神経心理学的検査の結果と合わせて比較検討しながら使用する。下位検査の評価点や合成得点は神経心理学的評価における重要な情報である。

WISC-IV では従来使われてきた合成得点（全検査 IQ, 群指数）が変更され、以下の４つの指標で表わされる。言語性 IQ と動作性 IQ は指標として使用しない。これらの指標と下位検査は以下の通りである。

＊言語理解指標（Verbal Comprehension Index: VCI）：

推理、理解、概念化を用いる言語能力を評価する下位検査で構成される。類似、単語、理解、知識、語の推理

＊知覚推理指標（Perceptual Reasoning Index: PRI）：

知覚推理および知覚統合を評価する下位検査で構成される。積み木問題、絵の概念、行列推理、絵の完成

＊ワーキングメモリー指標（Working Memory Index: WMI）：

注意、集中、ワーキングメモリーを評価する下位検査から構成される。数唱、語音整列、算数

＊処理速度指標（Processing Speed Index: PSI）：

認知処理および描写処理の速度を評価する下位検査で構成される。

符合、記号探し、絵の抹消

WISC-III の「知覚統合（Perceptual Organization: PO）」は WISC-IV では「知覚推理指標（Perceptual Reasoning Index: PRI）」に変更された。この名称変更はこの指標の流動性推理能力への重みが増したことを反映している。また「注意記憶（Freedom from Distractibility: FD）」が「Working Memory 指標」へと変更されたが、「言語理解指標」と「処理速度指標」は WISC-III をそのまま引き継いでいる。

構成用語が変更されているため、臨床的な判断や解釈にあたりこれまで使用してきた言語性 IQ、動作性 IQ の代わりに言語理解指標（VCI）、処理速度指標（PSI）、知覚推理指標（PRI）を使用する。

下位検査

WISC-IV では基本検査と補助検査がある。WISC-IV の 5 種類の合成得点即ち全検査 IQ および 4 つの指標（群指数）を算出するためには 10 種類の下位検査を実施する必要があり、これを基本検査と言う。補助検査を実施すると認知能力全体の範囲が拡大し、臨床的情報が追加でき、discrepancy 分析も可能となる。基本検査の代わりに補助検査を用いても良い。例えば軽度の運動障害がある子供には「符合」の代替えとして「絵の抹消」を、「積み木問題」の代替として「絵の完成」を採用しても良い。また、何らかの理由で下位検査が無効になった場合に代替が必要になることがあるが、その場合には臨床的必要性と妥当性に基づいて決定すべきである。各指標に対して利用できる補助検査が少なくとも 1 つ用意されている。但し、全検査 IQ を算出する際に許容される代替え検査は最大 2 つである。

WISC-III では全検査 IQ および群指数を算出するためには 12 種類の下位検査を実施しなければならなかった。全検査 IQ を算出するための基本検査を実施する時間は WISC-III と WISC-IV で同じであるが、群指数を算出するためには WISC-III ではさらに 15 分ぐらい所要時間が伸びた。

WISC-III が課題数が多く長時間を要したことから本検査は所要時間を短くすることに留意して作成されたものであろう。ただし使用するにあたっては同一尺度で測定しても、被検者により測定していない課題があることを忘れてはならない。すなわち同じ IQ でも人により測定している課題内容が異なる場合があるということである。

理論的基盤の更新

流動性推理

流動性推理が要求される課題には「抽象概念、ルール、一般化および論理的関係を処理する」プロセスが含まれる。WISC-IV にはこの能力の評価を目的とした3つの下位検査、即ち「行列推理」「絵の概念」「語の推理」が導入された。

ワーキングメモリー

ワーキングメモリーは意識を覚醒させて情報を積極的に維持し、さらに何らかの処理を行う能力である。流動性推理や他の高次の認知プロセスにとって不可欠な機能である。WISC-IV における変更のいくつかはこの評価を強化することが目的であった。「順唱」より「逆唱」の方がワーキングメモリーを必要とするという研究結果を踏まえ、「順唱」と「逆唱」を別個に得点を示した。

処理速度

処理速度は神経学的発達、その他の認知能力や学習に関連するため特に重要な指標である。発達・認知・神経心理学の臨床研究はワーキングメモリー、処理速度、推理の間のダイナミックな相互作用を示唆している。「絵の抹消」は「処理速度」の補助検査としてWISC-IVのために新たに開発された。

適用範囲の拡大

下位検査の上限と下限は広範囲にわたる認知能力、すなわち中等度の知的障害がある5歳（日本版）から、知的に優秀な16歳までの子供の能力を測れるよう改良された。

4-2-9 日本語版 COGNISTAT (Neurobehavioral Cognitive Status Examination)

松田 修 中谷三保子共著 ワールドプランニング 2004

認知機能の多面的評価を目的としてアメリカで開発された。本検査はBinet test とWechsler式知能検査から多くの重要な課題が採用されており、簡便な知能検査の代用として作成されているように見える。覚醒水準、見当識、注意の3領域の一般因子と言語、構成能力、記憶、計算、推理の計8領域の認知機能が評価できる。複数の下位検査から構成されているが、短時間（約30分）で施行できるよう工夫されている。下位検査項目は以下の通りである。

1. **見当識 orientation**

   検査時の年月日、曜日、時刻、現在の居場所、住所、氏名、年齢を正しく認識しているか否かを評価する。

2. **注意 attention**

   6桁の数列を聞いて、それを復唱させる課題。

3. **語り speech sample**

   絵に示されている状況を口頭で説明させる課題。自発言語の質的側面を評価する。

4．理解　comprehension

口頭で指示された内容を理解し、指示通りの行為を出来るかどうか評価する。

5．復唱　repetition

短文を聞いてそれを正しく復唱できるか否かを評価する。

6．呼称　naming

図版に描かれた絵を見て、その名称を答えさせる。

7．構成　constructional ability

スクリーン検査は図版に示された２つの図形を 10 秒間提示し、その後記憶を頼りにそれを描かせる。

メトリック検査は用意された３種類８枚のプレートを使って図版に示された模様を正確に構成させる。

8．記憶　memory

意味的に無関係の４種類の単語の再生及び再認課題。

9．計算　calculation

口頭で示された四則演算問題を解く課題。

10．類似　similarities

２つの単語を関連付ける上位概念、共通点、類似点を問う。抽象的思考を反映する課題。

11．判断　judgement

口頭で示された困難状況を的確に把握し、その状況を解決するための合理的な方法を考えさせる課題。

言語は 3. 語り　4. 理解　5. 復唱　6. 呼称の４種類の下位検査があり、推理については 10. 類似と 11. 判断の２種類の下位検査がある。

本検査の最大の特徴は検査結果をプロフィールで表すことである。各下位検査の結果をプロフィールで図示し、認知機能プロフィール（Cognitive Status

Profile）を作成する。

簡便であることから普及しているが、日本版に標準化する際に必要な文化的配慮が不十分であるため、11. 判断の課題では日本人が常識的に答えると減点されてしまう欠点がある。この検査を使用する際には常にそのことを意識して所見にその影響について解説を加えなければならない。

また本検査の適用範囲は限定的で、改訂 長谷川式簡易知能検査評価スケールで 30 点満点中 28 点だった被検者の「記憶」が scale out であったことがある。したがって認知症の診断には適用しない。

4-2-10　K・ABC　心理：教育アセスメントバッテリー

Kaufman, A.S., Kaufman, N.L.　1983

松原達哉　藤田和弘　前川久雄　石隈利紀共著　丸善メイツ　1993

K・ABC は Kaufman Assessment Battery for Children の略。各子供に適した教育的働きかけの方向性を提示するものとして開発された。知能検査は心理アセスメントの域に留まるもので、教育的な働きかけとはギャップがあるとして一線を画している。

本検査は認知処理過程と習熟度を測定する個別式尺度であり、2 歳 6 か月から 12 歳 11 か月が対象である。14 の下位検査バッテリーとそれらを組み合わせた 4 種類の総合尺度すなわち継時処理尺度、同時処理尺度、認知処理過程尺度（継時処理尺度と同時処理尺度を合わせたもの）、習得尺度から成る。各総合尺度は標準得点（平均 100、標準偏差 15）が算出される。

習得度尺度は結晶性知能と類似しており、2 つの認知処理過程尺度はいずれも流動性知能と類似している。本検査では、未知の問題に柔軟に対処する「流動性知能」を基本的に必要とする認知処理過程尺度のみが子供の現在の知的能力レベルを測定すると見なされる。これに対して「結晶性知能」は主としてすでに習得した知識や技能を反映するものと考えられる。子供の機能の現在のレベルを理解し、適切な教育を計画するためには認知処理と習得度と両構成概念のどちらも同程度に重要である。改訂版が出版されている。

下位検査は以下の 14 種類である。

１．継時処理速度

① 手の動作（2 歳 6 か月～ 12 歳 11 か月）

検査者が、げんこつ、手のひら、手刀の一連の動作を見せた後、同じ動作を繰り返させる。

② 数唱（2 歳 6 か月～ 12 歳 11 か月）

検査者が言う一連の数列を聞いた直後に再生させる。

③ 語の配列（4 歳 0 か月～ 12 歳 11 か月）

検査者がいくつかの単語（物の名前）を言う。子供は一連の影絵の中から、検査者が言ったとおりの順序でその物の影絵を指さす。

２．同時処理尺度

① 魔法の窓（2 歳 6 か月～ 4 歳 11 か月）

検査者は 5 秒間で滑らかに円盤を回転させ、小さな窓から 1 つの絵を連続的に見せる。子供はその絵の名前を言う。

② 顔さがし（2 歳 6 か月～ 4 歳 11 か月）

子供に 1 人ないしは 2 人の顔写真を見せる。子供は次ページの写真の中からその人を見つける。

③ 絵の統合（2 歳 6 か月～ 12 歳 11 か月）

検査者は、部分的に欠けている絵を見せる。子供はその絵の名前を言う。

④　模様の構成（4歳0か月～12歳11か月）

所定の数の三角形を子供に与え、子供はそれを使って見本と同じ模様を作る。

⑤　視覚類推（5歳0か月～12歳11か月）

1カ所だけ欠けている絵または図形の関係を提示する。子供は選択肢の中からちょうど当てはまる絵または図形を選ぶ。

⑥　位置探し（5歳0か月～12歳11か月）

検査者は、複数の絵が描かれたページを5秒間見せる。子供は次ページの升目の中から、絵があった位置を全て指さす。

3．習得度尺度

①　表現語彙（2歳6か月～4歳11か月）

身近にある物の写真を見せ、子供はその写真の名前を言う。

②　算数（3歳0か月～12歳11か月）

動物園の絵を見せながら算数問題を出す。

③　なぞなぞ（3歳0か月～12歳11か月）

3つのヒントから成るなぞなぞを出す。

④　言葉の読み（5歳0か月～12歳11か月）

平仮名　カタカナ　漢字を見せ、音読させる。

⑤　文の理解　（6歳0か月～12歳11か月）

検査者は動作を指示する問題文を子供に見せ、その通り動作を行わせる。

＊日本版　KABC-Ⅱ

2013年に刊行された。認知処理を継時処理と同時処理のみではなく計画能力、学習能力を含めて測定しているところが旧版との大きな違いである。それに伴い適用年齢は2歳6か月～18歳11か月に拡大した。K・ABCより認知尺度および習得尺度が充実したため認知機能と習得度の関連がより詳細に評価できるようになった。

継時処理能力、同時処理能力、計画能力、学習能力、流動性理論、結晶性能力を測定できる。ルリアの理論とキャッテル・ホーン・キャロルの理論の2種類の理論モデルに基づいて作成されており、検査結果を相補う観点から解釈できる。

11の下位検査から成る認知尺度と9種類の下位検査から成る習得尺度から成る。下位検査は以下の通りである。

認知尺度	継時尺度	3下位検査
	同時尺度	4下位検査
	学習尺度	2下位検査
	計画尺度	2下位検査
習得尺度	語彙尺度	3下位検査
	読み尺度	2下位検査
	書き尺度	2下位検査
	算数尺度	2下位検査

4-2-11　Raven's Progressive Matrices

Raven's Coloured Progressive Matirces（RCPM, 1938）、Raven's Standard Progressive Matrices（RSPM, 1941）、Raven's Advanced Progressive Matrices（RAPM, 1941）と難易度の異なる3部作からなる。

幾何学図形の一部、あるいは4個または9個の図形の1個が欠落しており、そこに当てはまる図形を周囲の図形との関連から推論し指摘させる。選択肢は6個ないし9個の図形で、同じページの下半分に描かれている。

刺激図形が言語化することが困難である模様であること、多面的な知的アプローチを要する所から非言語性の知能検査の代用として使用できる。原版のマニュアルにも言語検査と共に使用すれば知能検査となると書いてある。

視力を要するが、言語が通じない外国人や失語症患者の全般的知的レベルを測定出来る数少ない検査である。教示が簡単で理解し易いことからWAISの動作性検査より施行し易い。時間制限もなく、指さし（pointing）か目配せなどyesかnoのサインが何らかの方法で表現できれば施行できる。例えばALSなどlocked in syndromeや重度の運動障害がある患者にも施行できる究極の非言語性知能検査である。3部作の中で一番易しい老人、障害者用のColoured Progressive Matricesのみ日本版がある。

絶版になって久しいが、筆者が最も愛用しているのはStandard Progressive Matrices（RSPM）である。RSPMは若い健常者用に適しており、WCSTと並んで社会復帰の可能性の有無を診断するのに適している。国際的に評価されてきたテストであるが、Wechsler社に吸収合併され、絶版となってしまった。WAIS-IIIとWAIS-IVに動作性の下位テストの一つとして採用されている。RSPMは類似の改訂版があるが、原版より難しい。Raven's Advanced Progressive Matricesは難易度が高過ぎ、臨床の医療現場では通常使用しない。

4-2-12　新版K式発達検査2001

内容はほぼ全て鈴木ビネー式知能検査である。このような検査の出版は許されるべきではない。

4-3　視覚構成能力の検査

4-3-1　コース立方体組み合わせテスト（Kohs block design test）

Kohs, S. C.　1920, 1923

大脇義一編　三京房　1959

古くから心理学の世界で知られている立方体を組み合わせる検査である。WAISの動作性検査の下位検査の一つに刺激図形のみ異なる同様のテストが採用されており、視覚構成能力を代表する課題となっている。

模様が描かれているモデルカードを見ながら、上から見て図版の模様と同じになるように複数の立方体を並べさせる。

用具は練習用図版１枚、テスト図版17枚、立方体16個、記録用紙、ストップウォッチ。17種類のモデル図形は全て正方形で、赤、青、黄、白の４色で図柄が描いてある。所要時間が短いほど得点は加算される。

易しい課題から難しい課題へと順に配列されており、使用する立方体は４個、９個、16個と増えて行く。各所要時間に応じて得点を与え、これらの総得点から精神年齢（MA）を換算する。検査時の被検者の歴年齢をCAとして、以下の式でIQを求める。ただし、歴年齢13歳９か月から17歳11か月までは手引き書にある歴年齢修正表により修正が必要であり、歴年齢18歳０か月以上は全て16歳とみなす。

$$IQ = MA / CA \times 100$$

Kohsが1920年に３～19歳の普通児291名と精神遅滞児75名の計366名にこの検査を施行したところ、得点は年齢とともに上昇し、ほぼ17歳で上限に達した。この検査の得点から検出される精神年齢はBinet testで算出される精神年齢とかなり高い相関がある（普通児　r=0.81, 精神遅滞児　r=0.67）

ところから、一般的知能を測定できる検査であるとしてIQで結果を表わす。ここで想定されている知能とは、分析、結合、比較、熟慮、完成、弁別、判断、批判、決定等の心的操作を含むものであると言う。大脇（1966）は聾児用の適切な知能検査がないところから、これが言語障害児や聾児に適した知能検査であると考え、6歳～16歳の聾児500名について各年齢の標準値を算出している。

本検査はIQが出せることから多くの医療現場で知能検査として使用されている。しかし、この検査は代表的な視覚構成課題の積み木問題のみで構成されている。高次脳機能障害を診断する医療の臨床現場では、健常児と精神遅滞児でBinet testのIQとの相関が高いと言う理由で知能検査の代用として扱うことは適切ではない。あくまで視覚構成能力を測定する検査として扱うべきである。

高次脳機能診断は個々人の脳損傷の状態に応じて生じてくる障害の特性を精査するのであり、統計的、確率的に判断できるものではないからである。構成能力を司る脳部位が損傷されれば構成能力のみが低下する可能性があり、また逆の場合もある。健常者の集団を対象とした調査研究ではこの検査の結果を一般的知能であるIQとして採用することが許されるかもしれない。

4-3-2　フロスティッグ視知覚発達検査（Developmental Test of Visual Perception）

Frostig, M.　1963

飯鉢和子　鈴木陽子　茂木茂八　日本文化科学社　1977

Frostigが視知覚障害と学習障害は関連があるかも知れないと考え、両者の関係を明らかにする目的で作成した視知覚発達検査。1963年に標準化されている。本来は幼児、小学校低学年用に開発されたものであるが、高次脳機能障害者の視知覚能力評価にも役立つ。本検査は集団用にも個人用にも適している。集団検査により得られた標準データは4歳から7歳11か月までの健常児に利用できる。学習障害児に適している。

以下の５種類の知覚技能を測定しようとするものである。

検査 1．視覚と運動の協応（Eye-Motor Coordination: 最高得点 36 点）

目と手の協応動作の検査である。巾の異なる二本の境界線の間に連続的な曲線や角のある線を描かせたり、案内線なしに点と点を結ぶ線を描かせる。途中で鉛筆を紙から離しても連続して描かれている場合は減点しない。またこの下位検査を実施している間は水平線を垂直に描く、あるいはその逆の目的で検査用紙を回転することは許されない。得点は（2 点）（1 点）（0 点）

検査 2．図形と素地（Figure -Ground: 最高得点 20 点）

この検査の目的は他の図形と交錯している図形を見分けることができるかどうかを確認する事である。目と手の協応の検査ではないから輪郭を正確になぞる必要はなく、刺激図形とほぼ一致していればよい。また複雑な模様が描かれた素地に埋没されている図形を見つけ、その輪郭を縁取りさせる。

検査 3．形の恒常性（Constancy of Shape: 最高得点 17 点—a9 点、b8 点）

円、正方形、長方形、楕円形、平行四辺形を用いて大きさ、線による濃淡の変化、構成、空間における位置等、異なる条件のもとに示される幾何学図形を知覚し、それを類似の幾何学図形と区別させる。

検査 4．空間における位置（Position in Space: 最高点 8 点）

日常目に触れる事物のイラストが並んで提示されている中から、向きの異なる図形を弁別させる。

検査 5．空間関係（Spacial Relationships: 最高得点 8 点）

ページの左半分に描かれている点と点を結んだモデルを見ながら、同じ位置に線を結ばせる。

採点結果の処理

知覚年齢（Perceptual Age, PA）

各下位検査ごとに各年齢集団全員の子供の平均を知覚年齢とする。

評価点（Scale Score, SS）

各下位検査における知覚年齢を生活年齢（CA: 実際の年齢）で割り、10倍して至近の整数値とする。

知覚指数（Perceptual Quotient, PQ）

各下位検査ごとに各年齢における粗点の平均の変化（発達曲線のデータ）に修正を加え、得られた5つの評価点を合計した結果から算出された偏差得点である。それは各年齢級におけるパーセンテージにより定められたもので、Wechsler式知能検査と同じく中央値100、上位4分位数の上限が110、下限が90である。

4-4　利き手テスト

高次脳機能診断において必須の基本的な検査である。高次脳機能障害を診断する際はまず本検査を施行する習慣を持つことが望ましい。利き手と高次脳機能局在とは密接な関連があるからである。右利きから左利きの純度はグラデーションであり、同じ右利きでも個人により純度が異なる。純度の高い右利きは左半球に言語野がある可能性が非常に高いが、非右利き（左利きないし両手利き）では言語野が右半球にあるか両半球にある確率が右利きより高い。テストの結果を脳機能と関連させて理解するには利き手の純度を知っておくことが重要である。

Fig.35　利き手テスト

EDINBURGH HANDEDNESS INVENTORY
(Neuropsychologia 9 ; 97-113, 1971)

名前：＿＿＿＿＿＿＿＿　　検査日付：　年　月　日

生年月日：　年　月　日　　性別：＿＿

	左手	右手
1. 字を書くときどちらの手を使いますか？		
2. 絵を書くときどちらの手を使いますか？		
3. ボールはどちらの手で投げますか？		
4. はさみはどちらの手に持って使いますか？		
5. 歯ブラシはどちらの手に持って使いますか？		
6. 果物の皮をむくときナイフはどちらの手に持ちますか？		
7. スプーンはどちらの手に持って使いますか？		
8. ほうきを使うときどちらの手が上になりますか？		
9. マッチをするときマッチ棒はどちらの手に持ちますか？		
10. 箱をあけるときにふたはどちらの手であけますか？		
（7'. 箸はどちらの手に持って使いますか？）		
（8'. ひげそり/口紅はどちらの手に持って使いますか？）		

L.Q.＿＿＿＿

ＬＱ（－１００～＋１００）はＲの合計（０～２０）からＬの合計（０～２０）を引いたものを、ＲとＬの合計（０～２０）で割って１００倍する。

利き手矯正歴（＋、－）：

血縁に左利きがいるか（＋、－）：

小児期に脳疾患があったか（＋、－）：

備考：左右どちらかの手だけ使用　＋＋
　　　それ以外は該当するところに　＋

一見右利きに見えても幼児期に左利きを矯正された元来左利きや、右手も左手も使える両手利きの人もいる。また生来右利きであっても、怪我や疾患により左半球が損傷され右手が使用できないため、一見左利きとなっている場合もある。特に子供や若年者は半球機能が柔軟で代償され易いので要注意である。さらに利き手は学習効果もある。社会が右利きに適応し易くできているため、どちらも使える人は右手を使用している場合が多い。

言語野がどちらの半球にあるかを本格的に調べるには和田アミタール法やfMRIやPETを施行する方が確実ではあるが、通常の臨床場面では質問紙による利き手テストで十分である。

4-4-1　Edinburgh Handedness Inventory

Oldfield, R.C.　1971

小野　剛　2001

利き手検査は世界中で数多く作成されているが、本検査はイギリスのエジンバラ大学の心理学の教授であったOldfieldによって作成された。

質問項目が非常に多いテストもあるが、本検査は10項目から成る簡便な検査で短時間で施行できる。しかし有効性が高く、国際的に通用する。ジャーナルに投稿する論文もこれを施行してあれば問題がない（Fig.35）。

4-5　記憶の検査

古くから実験心理学の研究領域で開発されてきた有名な記憶の検査が沢山ある。しかし、すでに述べたように心理検査と神経心理学的検査では記憶の定義と分類が異なることをよく理解した上でなければ使用できない。原則として心理検査及び古い神経心理学的検査は心理学的定義と分類に基づいて作成されている。従って臨床で使用する場合はrecent memoryを別に検査して総合的に診断する必要がある。

心理・神経心理学的検査の全てに言えることだが、各検査の内容が何を測定しているのかよく理解して選択することである。記憶に関して言えば、各設問が何の種類の記憶を測定しているのかよく吟味する必要がある。また、全ての高次脳機能障害は共通していることであるが、とくに記憶は全般的知的レベルを構成している重要な要素であるから、全般的知的レベルが分からないと診断できない。

4-5-1　ウェクスラー記憶検査法（Wechsler Memory Scale-Revised: WMS-R）

Wechsler, D.　1987

杉下守弘　日本文化科学社　2001

記憶を多角的総合的に測定できるが、長時間を要する。負担がかかるため精査を要する患者を除き、筆者は通常臨床では使用しない。但し学会発表、論文作成、裁判用には本検査をはじめとしてありとあらゆる検査を施行する必要がある。

算出される指標、VMQ（言語性指標）とPMQ（動作性指標）はWechsler式知能検査のVIQ、PIQに対応するように作成されているため、全般的な知的レベルと記憶障害のレベルを比較検討する事が可能である。しかしながら、Wechsler式知能検査とWechsler式記憶検査とは記憶の分類と定義が異なることを忘れてはならない。従ってIQとMQをそのまま単純に比較することはできない。

以下の13種類の下位検査から構成されている。

１．情報と見当識

個人的な最近の情報と時間、場所に関する見当識を問う。

２．精神統制

①　20から１まで逆唱する。

②　50音を30秒でどこまで言えるか。

３．図形の記憶

3つの図形を15秒間提示して覚えさせ、直後に9つの図形の中から覚えた図形を指摘させる。

4．論理的記憶　I

25文節の文章を読み聞かせ、直後に覚えている内容について言わせる。

5．視覚性対連合　I

幾何学図形と色が対になっている6種類の刺激を提示して覚えさせ、次に形だけのカードを見せ、その形と対だったのはどの色であるかを選択肢の中から指し示させる。

6．言語性対連合

8対の単語を読み聞かせた後、各対の最初の単語が読まれた後にもう一つの単語を再生させる。

7．視覚性再生

幾何学図形を10秒間提示した後、モデルカードを隠し同じ図形を描かせる。

8．数唱

3桁から9桁までの数列を2種類ずつ順唱させる。

9．視覚性記憶範囲

8個の正方形が描いてあるカードを検者が1つずつタッピングし、

①　その直後に同じ順序で被検者にもタッピングさせる。

②　検者がしたのとは逆の順番でタッピングさせる。

10. 論理的記憶　II

4.の論理的記憶Iの課題を30分後に再度問う（delayed memory = recent memory）。

先ほど読み聞かせた話を、想起により覚えているだけ言わせる。

11. 視覚性対連合　II

課題7のdelayed memoryを問う

4-5-2　日本版リバミード行動記憶検査（The Rivermead Behavioural Memory Test: RBMT）

綿森淑子　原　寛美　宮森孝史　江藤文夫　千葉テストセンター　2002

本検査は日常記憶の障害を検出し、記憶障害に対する治療による変化を測定する目的で開発されたものである。実験室的な研究の記憶の評価や、観察や質問紙により得られる評価と日常記憶との間の隙間を埋めることが目的であるとされている。

脳損傷患者にとって困難であることが明らかにされている日常生活の状況と類似の場面を課題として設定し、日常生活の中で適切に機能する事が必要な能力を評価している。

下位検査項目は脳外傷患者群を対象とした記憶障害の研究の中で、患者により報告された記憶障害による困難さ、及び Oxford 大学 Rivermead Rihabilitation 病院における患者の観察に基づいて選択されたものである。

日本版 RBMT の標準化研究は 1998 年 6 月から 2001 年 4 月までの間に 60 施設の患者 534 名、健常者 245 名の協力によるものである。下位検査は以下のとおりである。

1．姓名：顔写真を見せてその人の名前を覚えさせ、他の課題を施行した後に再度言わせる（遅延再生）。姓と名を別個に採点する。
2．持物を隠す：被検者の持ち物を借りて隠し、検査終了後にその持ち物の返却を要求させる。
3．約束：20 分後にタイマーを設定し、タイマーが鳴ったら前もって決められた質問をする約束をする。
4．絵：絵を呼称させ、他の課題を施行した後に再認（遅延再認）させる。
5．物語：短い物語を聞かせ、直後再生と遅延再生させる。
6．顔写真：顔写真を見せて性別と年齢を判断させ、遅延後に再認させる。

7．道順：部屋の中に一定の道順を設定し、検査者がたどるのを覚えさせ、直後と遅延後に被検者に同じようにたどらせる。
8．用件：7. で道をたどる途中である用件を行わせ、その用件の記憶を問う。
9．見当識と日付：日付等の見当識を問う。

本検査は単語を数多く覚えさせるような検査と異なり、現実の日常生活における障害を再現させようとする現実的な検査である。所要時間も 40 分位で施行できる。またカード等の刺激が何組も用意されており、繰り返し施行する際に別のカードを使用するため学習効果を最小限に抑える配慮もされている。使用の手引や記録用紙が分かり難い点があるが、最も問題なのは採点法であろう。

見当識の問題に知事の名前を言わせる設問があるが、これは人により難易度に差がありすぎる。知事の名前は大都市に住んでいる者なら誰でも知っているが、地方都市では知らない人も大勢いる。とくに転居したばかりの人は知事名を知らない人が多く、難易度の個人差が大きい。にもかかわらず、この設問が 1 題できないだけで最終的に見当識のスクリーニング点が 0 点になってしまうことが問題である。見当識が 0 点であると、徘徊するのではないかと想像するほど重症であると誤解されても仕方がない。また標準プロフィール点からさらにスクリーニング点を算出しなければならない必然性も理解できない。

この検査の対象者はかなり重症の記憶障害患者を想定している。例えば物語では 25 文節の文章を読み聞かせるが、6 文節の内容を正答できると最高点となってしまう。そうであるなら読み聞かせる刺激の文章が長すぎる。

4-5-3　Rey's Auditory Verbal Learning Test（RAVLT）

Rey, A.　1964　Taylor, E.M.　1959

誰でも知っている 15 個の意味的に無関連な単語リスト A と B，再認用のプリントが検査材料の全てである。確立されたマニュアルもなく、施行法も一定せず、標準化もされていないが、簡便な記憶検査が他にないため経験的に汎用されている（Straus, 2006）。

筆者は作者不明、マニュアルもない日本版プリントを使用しているが、刺激単語は５回とも並べ方を at random に順番を替えて使用している。そうでないと15単語くらいの容量の刺激はすぐ１チャンクの塊として簡単に覚えられてしまう。

施行法は、リストＡを２秒間に１個のペースで読み上げる。その後、「どんな順番でも構いませんから覚えている単語を全部言って下さい」と教示して口答させる。これを５回繰り返し、各回ごとに被験者の答を書きとめる。同じ単語を繰り返し聞くので、試行回数が増えるにつれて正答が増えれば学習効果があることになる。

次に異なるリストＢを読み上げ、Ａと同じように覚えた単語を答えてもらう。その後、リストＡの提示をせずに、再度リストＡを再生してもらう（遅延再生）。さらにその後、再認用プリントを与えてリストＡのみ○で囲んでもらい終了する。

採点は各回ごとに正解を小計し、これを合計する。評価は正解数の総数で記憶能力を評価するほか、５回再生させた学習経過を比較検討して学習効果の有無を検討する。また５回目と６回目の正解の小計を比較して妨害刺激であるリストＢによる影響度を検討し、さらに再生と再認の比較も行う。

詳しくは Straus et al.（2006）A Compedium of Neuropsychological Tests をご参照ください。

4-5-4　Rey's Complex Figure Test（RCFT）

Rey, A.　1941　Osterieth, P.A.　1944

複雑な図形を模写させ、終了後にモデルを見ずに想起により描かせる。このテストは方法論も確立しておらず、標準化されていないが経験的に汎用されている。知覚の体制化と視覚性記憶を測定する検査として Rey（1941）が作成し、Osterieth（1944）が模写の誤りを数量化して標準化したため、Rey-Osterieth Complex Figure Test とも言われる（Lezak, 1995）。

Osterieth は 4 歳から 15 歳までの子供 230 人と成人 60 人の模写を分析し、誤りの重症度を数量的に表現しようとした。また Taylor（1969）は難易度を統一した異なる刺激図形を数種類作成し、再検で使用できるようにした。遅延再生は研究者により何分後にするか様々であるが、Osterieth（1944）が 3 分後の結果をパーセンタイルで示しているため標準的にはこれが採用されている（Lezak, 1995）。Rey のこの 2 種類のテストは若い健常者用に使用する。高齢者や認知症には適用しない。

4-5-5　ベントン視覚記銘検査（Benton Visual Retention Test）

Benton, A.L.　1945

高橋剛夫　三京房　1966

使用手引きの序論の冒頭に本検査は視覚認知・視覚記銘および視覚構成能力を評価するために作られた臨床並びに研究用道具であると書いてある。またこの検査のタイトルは「記銘力検査」であるが、実は短期記憶の検査である。記銘力は現在の定義によれば近時記憶を指す。古い検査であるが、現在でも使用されている。

現在では記銘力と言う用語は「覚える」と言う意味であり、短期間しか保持されない短期記憶を意味しない。本検査は 1945 年に作成されたテストであり、当時は記憶の分類や用語の使用法が明確に定義されていなかった。

検査は検査名に惑わされることなく内容を熟知して、どのような能力を測定しているのか良く吟味して選ぶことが大切である。特に記憶の検査は何の種類の記憶を測定するものであるかが問題である。

本検査は施行法式が以下の 4 種類ある。

施行Ａ－各刺激図版を 10 秒間提示した後隠し、直後に想起により再生させる。

施行Ｂ－各刺激図版を５秒間提示して隠し、直後に想起により再生させる。

施行Ｃ－各刺激図版を模写させる。

施行Ｄ－各刺激を 10 秒間提示して、その後 15 秒間経過してから記憶を基に再生させる。これは遅延記銘とされているが、15 秒間経過後再生させてもその間注意を転移せずに集中して覚えることは可能であるから、現在の定義による遅延記憶＝ recent memory ではなく、あくまで短期記憶の検査である。

図版は難易度を統一した３種類。各形式相互間の刺激図版の難易度の相関係数 0.85 である。刺激は１～３個の大小の幾何学図形であり、実施にはどの形式を使用してもよい。再検する場合は初回に使用した以外の刺激図版を使う。これは練習効果による習熟を避けるためである。

4-5-6　東大脳研式記銘力検査（三宅式記銘力検査）

Ranschenberg, P.　1923

聴覚性記憶の検査。三宅、内田らが作成した Ranschenberg の対語法検査の日本版であるという。古い検査であるが、現在でも使用されている。A. 有関係　B. 無関係の対語から成る。有関係は例えば「空と星」「汽車と電車」など関連性がある対語 10 組、無関係対語は例えば「入浴と財産」「水泳と銀行」など関連性がない対語 10 組である。有関係は無関係対語を施行するためのいわばコントラスト的検査法であり、あまり重視する必要はなく、本命は無関係対語であるとマニュアルに書いてある。

施行法はＡもＢも検査者がゆっくり刺激語を読み上げた直後に対語のうちの最初の単語を言い、残りの単語を答えさせる。これを３回繰り返す。

マニュアルはこの検査（プリント）を購入すると付いてくるプリント１枚

である。

Table 19 はこのマニュアルに書いてある正解の平均値であるが、母集団の年齢や人数も書かれていない。しかし、A も B も非常に高成績であるから、被検者は優秀な若年者であろう。高齢者には参考にならない。

Table19 東大脳研式記銘力検査の正解の平均値

	1回目	2回目	3回目
A. 有関係対語	8.5	9.8	10.0
B. 無関係対語	4.5	7.6	8.5

4-5-7 鈴木ビネー式知能検査 43問 44問（MA10歳級）

43問 15文節の文章を音読させ、直後に内容について覚えていることを言わせる。読後に内容について尋ねることを前もって教示で知らせない。この課題が現実生活における記憶能力をよく反映しているのは、直後に再生させても平均的な健常者にとっては1チャンクで記憶するには文章が長すぎ、必然的に2～3チャンクとなっており、好成績を得るためには recent memory を必要とするからであろう。成績不良の場合は文章の最後に書かれている内容のみを答える場合が多い。

筆者は他の課題を施行後に再度問い、recent memory も測定して確認している。10歳級のパス基準は15文節中8文節正答できることであるが、この難易度は軽度の記憶低下があることが疑われる患者に施行するのに丁度よい。このレベルが保たれていれば日常生活でそれほど支障を生じない。筆者は43問で10歳級レベルに達しており、recent memory も保たれていれば、「記憶に関しては独居してよい」と本人や家族に伝えている。

44問は視覚性記憶を測定している。これは必須ではないが、時間にゆとりがあれば施行する方が良い。

4-5-8　MMS 言語記憶検査（Meaningful and Meningless Syllable Memory Test, 有意味、無意味綴り言語記憶検査）

池田淑夫　名教書　1990

短期記憶の検査であり、記憶障害者が最初に低下する近時記憶は測定できない。筆者は通常の臨床では使用しないが、記憶障害の精査が必要な場合に役に立つ。本検査は学習効果の影響を避けるため６組の刺激カードが用意されており、これらは難易度が統一されている。

Ebbinghaus（1885）は無意味音節を考案して多くの記憶の研究を行った。無意味音節は２つのアルファベットの間に子音を挟んで作成した綴りであるが、本検査はこの手法を応用してカタカナで刺激語を作成した。カタカナ２文字から成る意味のある単語（有意味綴り）と意味の薄い単語（無意味綴り）を刺激語として測定する。

５枚１組のカードを１枚ずつ４秒間提示し、提示が終了した後、覚えている単語を口頭で言わせる。再生の順序や時間に制限を付けない。所要時間は10~15分。

4-5-9　ADAS（Alzheimer's Disease Assessment Scale）

治験で使用している現役の検査であり、臨床で使用すべきではない。もとより販売していること自体が問題である。

4-6　失語症検査

代表的な失語症検査に標準失語症検査とWAB（The Western Aphasia Battery）がある。

Token Test は聴覚的理解力を診断するテストである。

4-6-1　標準失語症検査（Standard Language Test of Aphasia: SLTA）

日本高次脳機能障害学会編　Brain Function Test 委員会　1975

新興医学出版社　2003

国内で作成された代表的な失語症検査である。最も精査できる検査である。失語症のリハビリテーション計画を立てるため、言語症状のプロフィールや重症度を知る目的で作成され、標準化されている。詳しく失語症の様相を測定でき、臨床現場で汎用されている。

カードと簡単な道具（鏡、ハサミ、櫛、万年筆、マッチなど）を用いて聴く、話す、読む、書く、筆算の能力を26項目で検査する。刺激は聴覚性と視覚性の2種類。反応は動作（matching など）、話す、書くの3種類。筆算は失語症患者に合併することが多いことと、知的能力を代表する課題であるとの観点から加えられている。

採点は6段階評定で5と6を正解とする。項目ごとに正答数のプロフィールを記録用紙に記入する。200例の重度、中等度、軽度の重症度別に分類された失語症患者の正答数のプロフィールが示されており、聞く、話す、書く、読む、筆算のそれぞれの障害の重症度がわかるようになっている。

以下の下位検査から構成されている。

1．聴く—単語の理解　短文の理解　口頭命令に従う　仮名の理解
2．話す—呼称　単語の復唱　動作説明　まんがの説明　文の復唱　語の列挙　漢字単語の音読　仮名一文字の音読　仮名単語の音読　短文の音読
3．読む—漢字単語の理解　仮名単語の理解　短文の理解　書字命令に従う
4．書く—漢字単語の書字　仮名単語の書字　まんがの説明　仮名一文字の書き取り

５．計算―簡単な筆算　加算　減算　乗算　除算　計 20 題

所要時間は１時間半とされているが反応が遅い患者ではさらに時間を要する。多くは２回に分けて実施している。

4-6-2　WAB 失語症検査（the Western Aphasia Battery）

Kertesz, A.　1982

WAB 失語症検査（日本語版）作製委員会　代表 杉下守弘　1986

WAB は Kertesz が 1982 年に作成した検査の日本版であるから、論文をジャーナルに投稿する際はこれを使用すると検査について解説しないですむ。

マニュアルには以下のように書いてある。

包括的であると同時に実用的で高等言語の部分は１時間以内で検査が可能である。失語指数が算出できるので失語症の回復と増悪を評価し易い。またブローカ失語、ウェルニッケ失語、全失語などの分類を試みている。失語症の検査項目以外に失行検査、半側空間無視の検査、非言語性知能検査などを含んでおり大脳皮質指数を算出できる。

Kertesz（1979）は失語症検査が備えるべき条件として以下の点をあげているという。

1）障害を受けている可能性のあるすべての言語側面を検査できる。
2）臨床上意味のある様々な失語症タイプを判別できる下位検査を用いている。
3）重症度を調べるために段階的に難易度が異なる課題を入れる。
4）日による成績の変動や検査による変動を避けるよう十分な数の項目を含む。
5）１回で検査が終了するよう所要時間が長くない。
6）純粋な言語能力を測定するため、知能や教育の影響が最小限であるこ

と。

7）検査者が異なっても同じ結果になるよう施行法と採点法が標準化されていること。

8）健常者と失語症患者、認知症と失語症患者が区別できること。

9）得点には内部一貫性と比較可能性があること。

10）表面的な妥当性及び内容的妥当性をもつこと。

本検査はこれらの条件をなるべく満たすよう作成されている。

1．自発語
2．話し言葉の理解
3．復唱
4．呼称
5．読み
6．書字
7．行為
8．構成行為、視空間行為、計算

4-6-3　トークンテスト（Token Test）

De Renzi, E. & Vigno, L.A.　1962

聴覚的理解力を診断することに特化した検査。軽度の理解障害者の検出に優れていると言われている。De Renzi, E. と Vigno, L. A. が 1962 年にイタリアで発表したものから日本版に翻訳された短縮版である。

2種類の形（円と正方形）、2種類の大きさ（直径 2.5cm と 1.5cm）、5種類の色（赤、青、白、黒、黄）の組み合わせから成る 20 個のプラスチック製の板を使用する。これらを被検者の前に並べて置き、口頭指示により操作させる。例えば「黒い四角の上に赤い丸を置いてください」などである。採点方法は、項目ごとに正答か誤答かにより１点または０点を与える方法と、１つの項目を幾つかの部分に分割し（例えば　小さな　赤い　四角等）、正しく実行された部分の合計点を総得点とする方法とがある。得点から失語症と非失語症を鑑別する。

臨床現場で失語症検査を実施してみると失語症の型を分類することが如何に難しいかわかる。教科書に書いてあるような典型例に出会うことはむしろ少ないと言っても過言ではない。失語症に限らず高次脳障害の診断領域ではこれに類することが多く、自分で体験したこと以外は信じられなくなるまでそんなに時間はかからない。心理師（士）は言語の専門家ではない。失語症の分類に固執するより、患者の失語症状がいかなる特性を持っているかを理解できれば良いのではないだろうか。言語訓練を必要とする場合は医師を介して言語聴覚士のいる病院に紹介してもらうのが良い。

4-7　動作性検査

標準高次動作性検査

日本失語症学会 編集

日本失語症学会　高次動作性検査法作製小委員会　医学書院　1985

高次動作性障害は失行症の概念を中核とし、錐体路性、錐体外路性、末梢神経性の運動障害、要素的感覚障害、失語、失認、意識障害、情意障害などのいずれにも還元できない運動障害であるという。この概念に基づき、検査の基本方針は以下のとおりである。

(1) 高次動作性障害の臨床像が検査成績から客観的に把握できること。
(2) 要素的運動障害、老人の痴呆、全般的精神障害などと失行症との境界症状をも把握することができる内容とする。

(3) 行為を完了するまでの動作過程が詳細に記録でき、分析が可能となる内容とする。

各検査の内容と問題は以下の通りである。

① 顔面動作
② 物品を使う顔面動作
③ 上肢（片手）慣習的動作
④ 上肢（片手）手指構成模倣
⑤ 上肢（両手）客体のない動作
⑥ 上肢（片手）連続的動作
⑦ 上肢・着衣動作
⑧ 上肢・物品を使う動作
⑨ 上肢・系列的動作
⑩ 下肢・物品を使う動作
⑪ 上肢・描画（自発）
⑫ 上肢・描画（模倣）
⑬ 積み木テスト

4-8 視知覚検査

標準高次視知覚検査（VPTA）

日本失語症学会 編集

日本失語症学会 失認症検査法検討小委員会　新興医学出版社　1997

視覚失認・視空間失認を中心とした広義の高次視知覚機能を包括的に把握することを目標に作成されている。

4-9　前頭葉テスト

すでに述べたように、心理・神経心理学的検査は各々難易度に差がある。前頭葉検査はその中でも難易度が高い。前頭葉は元来ヒトのみしか持たない高度な知的、精神的機能を有しているから当然の結果であろう。

前頭葉検査はいずれも上位概念を問うなど抽象的思考力を求める課題が含まれているため、この検査を受ける被検者は全般的知的能力は少なくとも精神年齢10歳以上であることが保証されていることが前提条件である。世界的な心理学者であり、「発生的認識論」を唱えたスイス人のピアジェ（1896~1980）が提唱した古典的な発達段階では、抽象的概念や仮定について考えられるようになるのは精神年齢11歳以上である（形式的操作期）とされている。従って、全般的知的レベルが明らかにこの発達段階のレベルより低下していれば前頭葉障害の有無に関わらず前頭葉検査の成績は不良となる。

以下に紹介する前頭葉検査はほぼ全て被検者は全般的知的レベルが健常範囲にあることが前提である。それにもかかわらず、これらの検査で低下を認めた場合に初めて前頭葉障害を検出できたこととなる。

4-9-1　Behavioural Assessment of the Dysexecutive Syndrome（BADS）遂行機能障害症候群の行動評価

Wilson, B.A.　Alderman, N.　Burgess, P. et al.　1996

鹿島晴雄監訳　三村　将　田淵　肇　森山　泰　加藤元一郎訳

新興医学出版社　2003

手引書の巻頭で、作者は遂行機能（executive function）とは一般に自ら計画を設定し、計画を立て、実際の行動を効果的に行う能力であり、日常生活で何らかの問題に遭遇した際、それを解決していくために動員される一連の複雑な認知・行動機能の総称と考えられると述べている。

BADS は日常生活上の遂行機能障害を検査室で検出する事を企図して考案された評価尺度である。言語、行為、知覚のリハビリテーションの計画や実施、環境設定、予後の評価に際し情報を得られるが、難易度が高い。

検査１．規則変換カード検査

カードに書かれている指示に従って、トランプのカード１枚ごとに「はい」または「いいえ」を答えさせる。

検査２．行動計画検査

複数の道具を用いて問題解決を試みさせる。

検査３．鍵探し検査

鈴木ビネー式知能検査の 49 問（MA11 ～ 12 歳用）のボール探しと同じ内容である。

検査４．時間判断検査

4 種類の事柄について、どのくらい時間がかかるかを問う。

検査５．動物園地図検査

条件付きの迷路問題である。

検査６．修正 6 要素検査

10 分間に 3 種類の課題各 2 組を、与えられた条件通りに遂行する。

4-9-2　Wisconsin Card Sorting Test（WCST, 中野式　1990）

Berg, E.　1948

遂行機能検査、前頭葉検査として国際的に知名度が高い。前触れもなく突然外的変化が起きた際、柔軟に対応できるか否かを観察できるテストである。Wisconsin 大学の Vigotsuky（1934）、Wiegle（1941）、Goldstein-Scheerer（1941）らが作成した分類テストを Berg（1948）が客観的かつ数量的に成績を表せるテストとして集大成したものである。当時この大学の研究室で行われていたサルを対象とした実験で使用されていた課題なども参考にされたという。元来は健常児を対象とした概念形成ないしは思考の柔軟性を調べることを目的とした概念形成変換検査（分類・変換テスト）であった。

筆者は Wisconsin 大学が出版している Wisconsin Card Sorting Test（1993）を購入してみたが、複雑で難易度が非常に高い。マニュアルには被検者を務めた Wisconsin 大学の学生が「何をやられたかわからなかった」と答えたと書いてあり、臨床現場で使用に耐えるものではない。しかし、本検査は知能検査や他の神経心理学的検査では測定し得ない思考の柔軟性、切り替え能力や環境の変化に対する自発的適応能力を測定できる数少ない検査であるため、標準化されてはいないが世界中の研究者が修正版を作成して経験的に使用している。 Table 20 は複数の修正版のカード数や施行法を比較したものである。

ここで紹介する修正版は筆者が作成したものである。課題解決に必要な自発的努力（internal cue）を促し前頭葉機能障害を検出し易い要素を残しながら、できるだけ簡便に施行できるテストに修正することを心掛けた。また成績が合理的に評価されるよう採点法を修正した。

検査材料：4 枚のモデルカードと 48 枚の反応カード

モデルカード：	赤	三角	1 個
	緑	星形	2 個
	黄	十字形	3 個
	青	丸	4 個

反応カード：24 枚を 2 組、計 48 枚。両組とも同一種類、同一枚数である。Wisconsin 大学版は 64 × 2　即ち 128 枚であるが、この中から Ambiguity card を除いたものである。Ambiguity card とはモデルカードと色、形、数のうち 2 つの要素が一致するもので、「yes」と言われても何で合わせるのか

Table20　WCST 修正版の比較

	カードの枚数	呈示順序	norm	PE の決め方	その他
Milner (1963)	128 枚	同じ norm が重ならないように固定	C-F-N-C-F-N	達成した category の norm と同じ誤りを繰り返す、又は 1 番最初の誤りを繰り返す	
Nelson (1976)	48 枚	at random（組ごとか否かは不明）	最初は free-free-残りの norm、2 回目以後は 1 回目の順序を繰り返さなくてはならない	すぐ前の誤りと同じ norm に合わせる誤り	Yes が 6 枚続いたら「他の方法で合わせて下さい。」と教示する
Wisconsin 大学版 (1981)	128 枚	同じ norm が重ならないように固定	C-F-N-C-F-N	Milner 法と同じ	
鹿島ら (1985)	48 枚を 3 段階で	同じ norm が続けてでないように固定	C-F-N-C-F-N	Milner 法と Nelson 法の両方で算出	・難易度の異なる 3 段階で施行（具体的方法は不明） ・verbal regulation の導入
山崎、杉下 (1987)	128 枚を 2 回	同じ norm が重ならないように固定	C-F-N-C-F-N	「間違っている」と評価を与えても不適切な分類を続けることが 128 枚の 25 % である 32 枚を越えたもの	1 回目の終了後、学習をさせて norm を教えてから再検する
中野、今井、岡田 (2008)	48 枚を 2 回	組ごとに at random	R-Milner 法では C-F-N-F-N-C で固定 R-Nelson 法では norm の種類は問わない	すぐ前の誤りと同じ誤りを繰り返す（P_1）場合、および 1 つ飛んで前の誤りと同じ誤りを繰り返す場合（P_2）	・R-Milner 法と R-Nelson 法とから成る ・採点法の違い

Table21　WCST　記録用紙

WCST（Milner, Nelson）

フリガナ
氏名　　性別　　生年月日　　検査
検査日
所要時間

施設　　診療料
外来カルテNo.　　初診日　　外来医
入院カルテNo.　　入院日　　担当医

診断　　職業
職歴
発症年月　　発症年齢　　学歴

呈示順序	基準カテ	反応カテ	yes/no	評価	呈示順序	基準カテ	反応カテ	yes/no	評価
1					25				
2					26				
3					27				
4					28				
5					29				
6					30				
7					31				
8					32				
9					33				
10					34				
11					35				
12					36				
13					37				
14					38				
15					39				
16					40				
17					41				
18					42				
19					43				
20					44				
21					45				
22					46				
23					47				
24					48				

同定できないカードである。例えば、青い三角、1 個の反応カードがあるとしよう。このカードを赤い三角、1 個の下に置き、”Yes” と答えられた場合、形も数も同一であるためどちらで合わせるのが正しいか決定できない。このような Ambiguity Card が 80 枚もあり、被検者は混乱させられる。記録用紙は筆者が作成したものである（Table 21）。

施行法

被検者から見易い卓上に色、形、数の異なる 4 枚のモデルカードを少しずつ離して横に並べて置く。検者は被検者に 1 枚ずつ反応カードを渡し、4 枚のモデルカードの中で一番良く合うと思うカードの下に置かせる。検者から渡されたカードをモデルカードの下に置く際、すでに反応カードが置いてあればその上に積み重ねて置く。

被検者がカードをモデルカードに合わせて置くたびに検者は “yes” または “no” と答え、それ以外は答えない。被検者はこれを手掛かりとして試行錯誤により正解に至らなければならない。合わせるべき基準とその順番は色　形　数　形　数　色の順番に統一し、6 枚 “yes” が続くとこれを 1 カテゴリー達成とし、前触れなしに合わせる基準を変えて “no” と言う。

教示

「ここに 4 枚のモデルカードがあります。今からこれらに似ているカード（反応カードのこと）を 1 枚ずつお渡ししますから、一番良く合うと思うモデルカードの下に置いてください。あなたが置くたびに私が正しいか誤りかをお知らせします。“yes” と言われたら私が考えている合わせ方と同じなので、次にもらうカードも同じ合わせ方にして下さい。“no” と言われたら、私が考えている合わせ方とは違うので、次にもらうカードは今と違う合わせ方になるように置いてください。但し、“no” と言われてから一度置いたカードを動かすことはできません」と言う。

以上の内容を実際にカードを置いて見せながら被検者の理解度に合わせてわかるまで説明する。「色や形で合わせるのですか」とよく質問されるが、それには答えず、「あなたがカードを置いた時に私が“yes”か“no”のどちらかを答えますから、それに従って次のカードを置く位置を決めてください」と繰り返す。

そろそろ基準が変わる頃だと先走って自ら基準を変えてカードを置く場合があるが、筆者はこれをFlyingと名付けている。Flyingを察知したら、上記の教示を繰り返して辞めさせる。本来能力が高い被検者の能力が結果に反映されないと困るからである。それでもFlyingを強行する場合は所見に特記する必要がある。

臨床的にはMilner（1963）が前頭葉患者に知能検査とWCSTを含む複数の神経心理学的検査を施行したところ、知能検査の成績は低下せずWCSTのみ低下したことから、この検査が前頭葉障害の検出に敏感な検査として国際的に評価された。前頭葉損傷に敏感である理由は上位概念を見つける能力を要する事、またそれまで「yes」と言われてきたのと同じカードの合わせ方をしているにもかかわらず突然「no」と言われるため、自ら施行錯誤により柔軟に対応し問題解決に至らなければならず、前頭葉機能を必要としているからであろう。ちなみに筆者は脳腫瘍のため前頭葉を全摘した患者に施行してみたが、全て正解した。高次脳機能障害の検出は簡単ではなく、前頭葉を摘出してから経過した時間や元来の知的レベルなど様々な条件が影響するのであろう。ただ前頭葉障害患者を集団で扱い、知能検査や他の神経心理学的検査の成績と比較すれば、本検査が他の検査より統計的に有意に低下を示したであろうことは納得できる。

全ての心理・神経心理学的検査に共通することであるが、検査の成績は単一の高次脳機能の反映ではない。本検査で良好な成績を収めるためには、まず教示を理解できるだけの言語理解力、モデル図形を刺激図形と同定する知覚機能、直前に置いたカードを何に合わせたか覚えている記憶力や注意集中力、突然の変化に対応できる柔軟性即“no”と言われた時にパニックに陥らず冷静に対処できる冷静な対応力など様々な能力を必要とする。

明瞭に教示して一度ですぐ施行法を理解でき、教示通り実施できれば言語理解力は良好で、知的レベルも健常範囲である。また上位概念を見つけるには抽象的思考力を必要とする。したがって、この検査の適用条件は精神年齢がMA10～11歳以上のレベルである。加齢とともに柔軟性が失われ、固さ（Rigidity）が増強し、記憶や集中力は低下するため、健常な若い人には容易であるが、高齢者には難しくなる。さらに、あまりにも色々な可能性を考え過ぎる人には大変難しい課題となってしまうようであり、優秀な人が返って成績が低下する事がある。そのような場合、何が原因であるかを探ることにより他の検査ではわからない情報が得られることがある。

筆者は本テストはロールシャッハテストのp反応と共通点があると常々考えている。この検査で成績が良いからと言って非常に優秀であるとは言えないが、ある程度の能力は保証され、社会適応能力もあると考えられる。

本検査は、原版よりかなり簡便に易しくなるように修正したとはいえ、未だ臨床現場で使用する検査の中では難易度が高い。初期の頃は使える対象者が少ないためNelson法の変法であるR-Nelson法とMilner法の変法であるR-Milner法の2種類の変法を用意した。R-Milner法では難しいと判断された被検者にはR-Nelson法を使用したが、現在ではR-Milner法のみしか使用していない。R-Nelson法は教示で、モデルカードを合わせる基準が変化すること、およびその基準は色と形と数であることを教えるが、R-Milner法ではこれらを一切教えず、「yes」か「no」のみしか答えない。それだけを手がかりとして与えられる反応カードをモデルカードに合わせるところがこの検査の本命である。筆者はむしろ適用対象の方を限定してR-Milner法のみ使用している。

本検査（R-Milner法）は全般的知的レベルが健常レベルに保たれているに

も関わらず、この検査でのみ成績が低下している場合に初めて前頭葉障害を検出する検査として意味を持つ。筆者は知的レベルが健常レベルに保たれていることの確認のため、すなわち健常スクリーニングテストとして活用している。面接や行動観察などからまず問題はないであろうと考えられる患者に、念のためこの検査を施行する。その結果達成カテゴリー（CA）が5か6であれば何ら問題がないと判断でき、CAが4であると健常範囲ではあるが多少適応が悪い可能性があると推定している。

教示の理解の仕方や「no」と言われた時の反応、保続の出現状況など、行動の全てが評価の対象となる。本検査は課題解決能力や遂行機能のみならず、冷静さ、対人適応や社会復帰の可能性の有無など適応性を診るにも大いに参考になる。短時間でゲーム感覚でできる検査であり、医療現場ばかりではなく産業領域や施設等で使い易い。なお、パソコンのモニター上で施行する修正版は本検査とは種類が異なる検査であると考えた方がよい。

4-9-3　改訂版ハノイの塔（Revised Tower of Toronto Test）

手続き記憶（Procedual learning or memory）とその学習効果を測定する。原盤はベトナムのハノイに何千年も前から伝わるゲームである。玩具として市販されており、3本のポールと大きさが異なる10枚のドーナツ型の円盤から成る。説明書には「1回1秒の速度で円盤を動かしても1億年かかります」と書いてあった。

近年手続き記憶の座が基底核であると示唆されたため基底核の障害であるパーキンソン病を対象としてこれを用いた神経心理学的研究が盛んに行われた。ここで紹介するのはSaint-Cyrら（1988）が開発した大きさの代わりに色を変えた4枚の円盤を器具として用いるものである。円盤は同じ大きさで色は明るい色から暗い色の順に白、黄、赤、黒の4色である。

施行法

中野ら（1991）が修正を加えた。中央のポールに4枚の円盤を上から明るい順に刺して置く。ゴールはここをスタートして左右どちらかのポールに順番を変えずに移すことである。その際以下の2種類の決まりがある。

① 1回の施行で1枚の円盤しか動かしてはいけない。

② 明るい色の円盤を常に暗い色の円盤の上に載せなければならない。

まず白を除いた3枚の円盤で繰り返し3回練習させ、施行法を十分理解させてから4枚の円盤で10回施行させる。施行法を理解できない場合は中止する。円盤4枚で5回施行した後20分間休憩を入れる。休憩の間に知能検査やWCST、あるいはSCT等の心理・神経心理学的検査を施行すると良い。

4-9-4 Frontal Assessment Battery（FAB）

Dubois, B. et al.　2000

小野　剛訳　2001

道具を必要とせず、6種類の課題から成る簡便なテストである。その中の2題はBinet testより採用されている。上位概念を問う課題すなわち抽象的推論を問う課題とWord fluency（“か”のつく単語をできるだけ多く言わせる）である。残りの4題は前頭葉障害の運動性の症状の有無を診る課題である。これも標準化はしていないが経験的に汎用されている。但し、知的レベルが低ければ成績も低下するのは当然であるから全般的知的レベルのチェックを要することはWisconsin Card Sorting Testと同様である。

FABではバナナとオレンジ、机と椅子、チューリップと雛菊の類似点を聞いているにもかかわらず上位概念を答えないと不正解となる。これは設問と求める正解に整合性がないばかりか、難易度が高く、少なくとも全般的知的レベルがMA10～11歳級以上に保たれていなければできなくて当然である。ほとんどの前頭葉機能を測定する検査は難易度が高い。鈴木ビネー式知能検査の８歳級の課題にリンゴとナシ　鉄と銀　船と自動車　マキとすみ等の類似点を求める課題（38 問）があるが、ここでは上位概念を求めていない。単に類似点を答えられれば正解である。Piaget が抽象的概念を操作できるようになるのは MA11 歳以上であるとしていることを思い出して欲しい。

以下の６種類の課題から成る。

1. 類似問題

抽象的推論が可能か否かを調べる課題。

「次の２つはどこが似ていますか？」と聞く。

① バナナとオレンジ

② 机と椅子

③ チューリップと雛菊

カテゴリー名（上位概念）で答えた場合のみ正解。　各１点

2. 語の流暢性

「“か”と言う字で始まる単語をできるだけ沢山言って下さい。但し人名と固有名詞は除きます」と教示する。

採点：60 秒間に 10 個以上３点　6~9 個２点　3~5 個１点

最初の５秒間に反応がない場合は「例えば紙」とヒントを与える。

3. 運動系列

患者と対面し、「私のすることをよく見ていて下さい」と教示。左手で Luria の系列「拳－手刀－掌」（fist-edge-palm）を３回やってみせる。その後、「では右手で同じようにやって下さい。最初は私と一緒に、次は一人でやって下さい」と言う。検者は患者と一緒に３回繰り返し、その後「さあ一人でやって下さい」と言う。

採点：一人で正しい系列を６回以上できれば３点、３回以上できれば

2点、一人ではできないが検査者と一緒にできれば1点、検査者と一緒でも3回できないと0点。

4. 葛藤指示

「私が1回叩いたら2回叩いてください」と教示し、患者が理解したことを確かめて次の系列を施行する。1－1－1「私が2回叩いたら、1回叩いてください」と言い、次の系列を施行する。2－2－2　この後以下の課題を施行する。

1－1－2－1－2－2－2－1－1－2

採点: 誤りなし3点、1～2回の誤り 2点、3回以上の誤り 1点、4回以上の誤り 0点

5. GO/NO/GO（抑制コントロール）

「私が1回叩いたら、1回叩いてください」と教示する。患者が教示を理解したことを確かめてから次の系列を施行する。1－1－1。「私が2回叩いたら叩かないでください」と言い、次の系列を施行する。2－2－2。　次に検査者は以下の系列を実施する。

1－1－2－1－2－2－2－1－1－2

採点：誤りなし3点、1～2回の誤り2点、3回以上の誤り1点、4回以上の誤り、検査者と同じようにたたく　0点

6. 把握行動

検査者は患者の前に座り患者の両方の掌を上に向けて両膝に置かせる。検査者は両手を患者の手のそばにもってゆき、両方の掌に触れる。そして患者が自発的に検査者の手を握るかどうかを見る。もし患者が検査者の手を握る場合は、「今度は手を握らないでください」と言う。採点法は以下の通り。

患者が検査者の手を握らない　３点

患者は戸惑って何をすればよいか尋ねる　２点

患者は戸惑うことなく検査者の手を握る　１点

患者は握らなくてよいと言われた後も手を握る　０点

詳しくは小野（2001）参照のこと。

4-9-5　Trail Making Test

アメリカでは戦争に従軍する有能な兵士を選抜するためのスクリーニングテストとして神経心理学的検査が開発された。特に非言語性の動作性検査は多様な言語を持つ多民族国家にとっては便利なツールであり、海軍の研究所に属する心理学者が多くの検査を開発している。Trail Making Test も Army Individual Test Battery（1944）の一つである。

〈Part A〉　まずサンプルを使ってルールを理解してもらう。

教示：「今から①の中に書いてある数字を１　２　３と順に結んでもらいます。はじめに私がやりますから、よく見ていて下さい。」と言う。途中まで検査者が順番につなぎ、被検者が理解できたら続きをやってもらう。完全に理解できたら②の本番のテスト用紙を渡し、「では、こちらが本番です。できるだけ速く、そして間違えないように１から順に結んで下さい」と教示し、以下の３点を記録する。

1. １分間でどこまでできたか
2. 完成時間
3. 間違えた数

〈Part B〉　Part A の場合と同じく、まずサンプルを使ってルールを説明する。

教示：「先ほどと同じように丸の中に文字が書いてありますが、今度は数字だけではなく、アルファベットも含まれています。これから先ほどと同じように１本の線で結んでもらうのですが、数字とアルファベットを交互に順番に結んで行くのです。つまり①から始めて次はＡと言うように、数字とアルファベットを交互に順番に結んで行くのです。」と言い、しばらく見本を見せ、途中から被検者にもやってもらう。ルールを完全に理解してから次の検査用紙に移る。

Ａと同じように以下の３点を記録する。途中で教示を理解できない場合はやり方を教える。

1. １分間でどこまでできたか
2. 終了時間
3. 誤りや分からなかった数

4-10　左半側空間無視検査

4-10-1　左半側空間無視用スクリーニングテスト

左側に視野欠損がある患者（左半盲患者）では無視症状がなくとも不注意で左側にある対象を見落とすことがある。例えば、抹消テストや直線を等分割させる課題では左側を見落とすことにより中点が向かって右側に寄りすぎる誤りが生じることがある。しかし、視野欠損を伴わない無視患者ではこの種の誤りは生じない（Nakano, 1987）。

一方、視野欠損がない無視患者に自画像を描かせたり顔写真を模写させると左側の顔を半分描かずにそのことに気づかなかったが、無視を伴わない半盲患者ではこのような現象は起きない。視野欠損は感覚知覚障害であるが、無視は認知障害である。通常両者が同側の左側に合併しているが、例外もあることを重視して診断する。

左半側空間無視は右半球損傷により生じるため、左片麻痺と合併していることが多い。従って、左片麻痺患者に出会った時には必ずスクリーニング検査を施行するとよい。最も効果的なのは１枚の白紙に手本を見ないで自画像や時計の文字盤、自由画等を描かせることと行動観察である。また模写や塗り絵も半盲患者との鑑別に有効である。半盲患者はぬり絵の途中で塗るのを辞めるようなことはしない。

高齢者の車の免許証更新試験で時計の文字盤を描かせているが、交通事故の原因となる左半側空間無視を検出できる良い課題である。

4-10-2　BIT 行動性無視検査　日本版

Wilson, B. et al.　1987

BIT 日本版作製委員会　新興医学出版社　1999

イギリスの Wilson 氏らにより開発され、1987 年に出版された半側空間無視検査である。視野欠損に影響される課題が多く取り入れられているが、視野欠損を伴わない無視患者ではこれらの誤りは生じないことがあることを認識した上で使用しなければならない。筆者も症例１に出会うまでは自作の変法抹消テストや直線を等分割させる課題を無視のスクリーニング検査として使用していた。参考のため以下に BIT の内容を紹介する。

BIT 行動性無視検査は「通常検査」と日常生活場面を模した「行動検査」の２パートから成る。「本検査により日常生活や訓練場面における左半側空間無視の発現の予測や訓練課題の選択への指針が得られる」とマニュアルには書いてある。検査内容は以下の通りである。

通常検査

1. 線分抹消試験
2. 文字抹消試験
3. 星印抹消試験
4. 模写試験

5. 線分二等分試験
6. 描画試験

行動検査

1. 写真課題
2. 電話課題
3. メニュー課題
4. 音読課題
5. 時計課題
6. 硬貨課題
7. 書写課題
8. 地図課題
9. トランプ課題

4-11　注意・意欲

＊標準注意検査法（CAT：Clinical Assessment for Attention）

＊標準意欲検査法（CAS：Clinical Assessment for Spontaneity）

日本高次脳機能障害学会（旧 日本失語症学会） 1999

CAT（Clinical Assessment for Attention）

注意の障害や意欲・自発性の低下を定量的に評価することを目的として作成された。下位検査は以下の通りである。

①　Span（記憶の範囲）

注意の範囲、強度、短期記憶（short term memory）を評価する。

1）Digit Span（数唱）　聴覚的記憶範囲を評価する。

検査者が読み上げた数列を直後に順唱（forward）と逆唱（backward）で再生する。

2）Tapping Span（視覚性スパン）　視覚的記憶範囲を評価する。

検査者が指し示す検査図版に描かれている複数の正方形を検査者と同じ順番と逆の順番、即ち正順（forward）と逆順（backward）で指し示す。

刺激：2 個から 9 個のターゲット、正方形を 2 系列。

②　Cancellation and Direction Test（抹消・検出検査）

1）Visual Cancellation Task（視覚性抹消課題）

Cancellation Task 用紙①〜④を被検者に提示し、赤鉛筆でできるだけ速く見落としがないようターゲットを抹消させる。

ターゲット：図形 2 種類　数字「3」　仮名「か」

2）Auditory Ditection Task（聴覚性検出課題）

CD プレーヤーから流れる 5 種類の語音刺激の中でターゲットである「ト」の音に対して合図させる。

3）Symbol Digit Modalities Test（SDMT）

9 つの記号に対応する数字を制限時間 90 秒内にできるだけ多く記入するよう求める。

4）Memory Updating Test（記憶更新検査）

（1）3 スパン　　（2）4 スパン

5）Paced Auditory Serial Addition Test（PASAT）

色々な長さの数系列を 1 個 1 秒の速さで読み上げ、順次長くしながら末尾の 3 個の数字を復唱させる。

6）Position Stroop Test（上中下検査）

上段、中段、下段にランダムに配置してある上、中、下と言う漢字に対して漢字を読むのではなく、どの段にあるかをできるだけ速やかに正確に答えさせる。

7）Continuas Performance Test（CPT）

視覚性課題に対する持続性注意（sustained attention）を検討する課題。パソコンの画面上に１〜２秒間ランダム間隔に提示される数字に対して、ターゲットとなる数字が出現した時に定められたキーを押す。

以下の課題がある。

1. 反応時間課題　（SRT 課題）
2. X 課題
3. AX 課題

CAS（Clinical Assessment for Spontaneity）

意欲・発動性とその障害について面接による直接的な意欲評価、質問紙による自覚的意欲評価、自由時間の行動の観察など多面的で立体的な意欲評価を行うことを目指して作成された。これらの評価を統合して意欲の低下や自発性欠乏のレベル評価を定量的に行うことが目的である。以下の５種類のスケールから成る。

① 面接による意欲評価スケール（略称　面接評価）
② 質問紙による意欲評価スケール（略称　質問紙法）
③ 日常生活行動の意欲評価スケール（略称　日常生活行動評価）
④ 自由時間の日常行動観察
⑤ 臨床総合評価

4-12　その他の検査

4-12-1　Bender Gestalt Test（Visual Motor Gestalt Test）

Bender, L.　1938

高橋省三　三京房　1968

Bender Test、Gestalt Test、BGT あるいは視覚―運動ゲシュタルト・テストなどと呼ばれている。古典的ゲシュタルト学派（ベルリン学派）の流れを汲むアメリカの精神科医である Bender, L. が考案し、この検査を用いた研究結果を 1938 年 American Orthopsiatric Association のモノグラフで紹介した。

課題は葉書大の９枚のカードに描かれた幾何学図形を順次１枚の用紙（21.3 × 28.0cm）に模写させる。大きさや配置を自由にさせ、時間制限はない。ここで用いられている刺激図形はゲシュタルト心理学の創始者の一人である Weltheimer, M.が視知覚の研究に用いた幾何学図形を主としたものであるが、Bender, L.が一部改作した図形も含まれる。

Weltheimer, M. はこれらの図形を用いてヒトが物体を知覚する時なぜゲシュタルト（形態）としてまとまって見えるのか、その原理を研究し説明したのであった。しかし、Bender, L. は単に見せるのではなく模写させることにより visual な課題から visual motor の課題へと転換させた。彼女は健常成人、児童、精神障害者、知的障害者などにこれを施行し、健常者と障害者に同じ原理を適用できるか否かを検討した。

本検査はその後、臨床心理学的検査として大きく成長した。第二次世界大戦中、戦争神経症や心因性反応、器質的疾患が続出したが、短時間で施行できるため戦場に送りだす兵士の適性を調べるスクリーニングテストとして活躍したのであった。

Bender 自身は解釈について客観的な基準を示さなかったが、後に多くの人々によって評価法が数量化された。わが国では成人用の Pascal Sattel 法と児童用の Koppiz 法が紹介されている。また Hutt（1960）のように投影法として発展させ、力動的解釈をする人格検査として発展させた研究者もおり、利用法は様々である。

筆者は本テストを視覚構成能力や視覚運動能力を検索する検査として使用することはあるが、数量化はしない。図形は描いたそのままを評価することが望ましいと考えている。Pscal-Sattel 法では例えば tremor（震顫：線が波打っていること）は 4 点、なぞり描きは 2 点、回転 8 点、図形の誤り 8 点としてこれらを加算した小計を成績とする。しかし、形態の崩れと震顫とは誤り方の種類が質的に異なる。震顫がある人は描くもの全てに震顫が起きることが多いためこれを加算するだけで高得点になってしまう。異なる種類の誤りを数量化して加算してしまうと質的な分析ができない。

数量化は多数のデータやグループ間の比較をする場合など研究用、または便宜的に使用するためには有効である。しかし、図形は数量化することにより失う情報量が多い。筆者は健常者であればいくらぞんざいに描いても犯さないような顕著な誤りに注目し、歪み、回転、分離、閉鎖傾向、保続傾向、終結不能などに分類し、その特性を分析した（浜口, 1971, 中野, 1989）。

ここでは高次脳機能診断に利用できる検査の一つとして紹介した。視覚構成能力や視覚運動能力を探るには良い検査である。多種多様な誤りが出現し易い図形が良く選ばれており、頭頂葉に損傷がある患者や左半側空間無視、中等度以上の知的障害者に適している。

4-12-2　内田クレペリン精神検査

Krapelin, E.　1933

内田勇三郎　1949

古い検査である。Kraepelin, E.（1856-1926）が精神作業を実験心理学的に研究するため考案した連続加算法である。数列が横に並んでいる横長の用紙上で左から右へ数字を 2 つずつ加算させ、10 の位の数字は省き 1 の位の数字のみ 2 つの数字の下に書かせる。

練習は 20 秒ごとに行を変えさせながら 2 分間行い、検査の施行法を覚えさせる。実際の検査は 1 分ごとに行替えの指示を出しながら前期 15 分、後期 15 分行う。前期と後期の間に 5 分間の休憩を挟む。

クレペリンは作業経過に伴う仕事量の変化を曲線で表し、それを規定する 5 種類の因子を挙げている。すなわち 1. 意志緊張　2. 興奮　3. 慣れ　4. 練習　5. 疲労である。例えば努力を要する仕事に着手する初期段階では心身の緊張状態が平常より高いため作業量が多いが、これを「初頭努力」という。仕事が終わりに近づいたことを予期できると、再度作業量が増える。これを「終末努力」という。また休憩後の作業量は疲労回復と慣れにより休憩前より作業量が増える。このように、本検査は簡単な 1 桁の加算作業を一定時間続行した際に描かれる作業曲線を通して、被検者の仕事ぶりやそれを規定する意志的機能の特性を見ようとするものである。

内田勇三郎（1894~1966）はこれを性格診断用の心理検査として標準化した。従ってこの検査の利用法には人格診断的側面を重視する立場と作業検査としての側面を重視する立場がある。社会復帰の可能性を診断する場合、復帰する仕事の種類によってはこの検査が役に立つ。単純作業が安定して正確に行えるか否か、またその作業量についてなど、知能検査では得られない作業能力と同時に精神面についての情報も得られる。高次脳機能障害の診断では、注意障害や意欲の診断に有効である。

4-12-3　文章完成法（Sentence Compliment Test: SCT）

佐野勝男　槇田　仁　金子書房　1960

本来は文章を作る過程で示される人格の力動並びに類型的な特性を把握しようとする投影法による人格検査である。投影法であるからマニュアル通りに分析することは熟練を要する。しかし作文には思考力や分析力、総合的判断力、創造力、言語表現力、視野の広さなど知的能力が反映される。また将来の希望や過去の経験、家庭や職場における葛藤や環境条件、趣味についての情報なども得られ、高次脳機能診断に於いても宝の山である。マニュアル通りの使用法ではなくとも、書かせた作文を材料として様々な角度から質問することによりさらに多くの情報が得られる。単に「文章を作る」だけの課題であるから、抵抗感が少なく課題をこなすことができ、内面がよく投影される。長時間を要するテストであるから宿題として課してもよい。

テスト用紙に60種類の文章の導入部の言葉が示されており、それに続けて短文を作らせる。Part1とPart2から成る。

4-13　認知症スクリーニングツール

記憶障害に関しては認知症スクリーニングテストが数多く作成されている。最も高頻度に使用されているのは改訂 長谷川式簡易知能検査（HDS-R）であろう。しかし、HDS-Rには記憶の検査と暗算問題しか含まれていない。従ってHDS-Rの結果が20点以下であると記憶のみ低下し、思考力、理解力、判断力など記憶を除く全般的知的レベルが正常で、本来なら記憶障害と診断されるべき被験者も認知症と診断されてしまう。

またMMSE（Mini Mental State）も普及している。MMSEはHDS-R に加えて失行、書字読字、呼称、構成の課題が含まれている。HDS-RとMMSEを両方施行することを求められることもあるが、これら2種類のスクーリングテストのみでは全般的な知的能力を測定することはできない。近年普及しつつあるMoCA-Jは類似問題やTrail Maikingなどを加えているが、それでも十分とは言えない。

これらの検査はあくまでスクリーニングテストであることを忘れてはならない。スクリーニングテストを何種類施行してもそれだけでは診断が十分でないことは誰しも認めるところであろう。問題は全般的知的レベルを測定するためにはどの尺度を使えばよいかということである。

4-13-1　改訂 長谷川式簡易知能評価スケール（HDS-R）

長谷川和夫　1974

この検査は近時記憶（recent memory）を見つけ易い優れた検査であり、遅延課題が追加された改訂版は短時間かつ簡便に近時記憶をしっかり測定できる。問題は「野菜の名前を言わせる課題」である。

1.	お年はおいくつですか？	0～1
2.	今日は何年何月何日何曜日ですか？	0～4
3.	私たちが今いるところはどこですか？	0～2
4.	これから言う３つの言葉を覚えてください。 後から又聞きますのでよく覚えてください。	0～3
5.	100から７を順番に引いて下さい。	0～2
6.	これから言う数字を逆に言って下さい。	0～2
7.	先ほど覚えた単語をもう一度言って下さい。	0～6
8.	これから５つの品物を見せます。それを隠しますので、 何があったか言って下さい。	0～5
9.	知っている野菜の名前をできるだけ沢山言って下さい。	0～5

30点満点で20~21点がcut offである。

①　年齢を聞く。２歳までの誤差は正解と見做される。自分の年齢を大幅に間違える場合は特記するに値する。例えば85歳の女性が自分の年齢を50歳と答えたことがあった。このような場合、もしかしたら50歳ごろから記憶障害が始まっておりそれ以後の事柄を覚えられなくなっている可能性がある。できることなら家族から症状を聞く必要がある。

②　現在の年月日を尋ねる。これは非常に重要な課題であるから色々な検査

に含まれている。生年月日は遠い過去の遠隔記憶であるから、よほど重症でない限り覚えているが、現在の年月日は毎日変わるため近時記憶が低下すると覚えられなくなる。また社会とのつながりや関心があればそれほど大幅な間違いは生じないはずであるから、社会性や自立度の指標としても注目する必要がある。しかし、より易しい課題ができないのにこれだけができる場合は本人が予習したり家族が検査に備えて特訓するなど準備してきた可能性がある。従って、それについて確認する必要がある。また、月が分からない場合は季節を聞く。夏であるのに「冬」と答える場合は記憶障害は中等度以上であることが多い。

③　今いる場所がどこであるかを尋ねる地誌的 orientation の課題

「病院」とか「クリニック］とか答えれば正解。固有名詞は分からなくてよい。

④　3つの単語（桜 猫 電車 or 梅 犬 自動車）を検査者が言い、直後に同じように言わせる。即時記憶の課題である。この検査の中で最も易しい課題であり、3点しか獲得できない被検者はこの課題で稼いでいることが多い。即時記憶は重度の記憶障害者でも最後まで残る記憶なのだろう。⑤と⑥は④から注意を他に転導するために挿入された課題であり、注意を集中しなければ正解できない。

⑤　100から7を連続して2回引かせる。

⑥　3桁と4桁の数列を逆唱させる。即時記憶と注意集中力をみる課題である。

⑦　④の答えを想起により再度言わせる。近時記憶を測定する課題であり、本スケールの中で最も重要な課題である。通常、記憶の低下はこの近時記憶から始まるからである。時間を節約しなければならない医師はこの課題だけを施行すると聞いたことがある。ヒントを出しても一つも思いだせない、さらにはこの課題を出されたこと自体を覚えていなければ近時記憶の低下は深刻である。

⑧　誰でも知っている5種類の物品を並べて覚えさせ、取り除いてから何が

あったか答えさせる。即時記憶の課題である。

⑨　野菜の名前をできるだけ沢山言わせる。5個までは0点。6個目から正解として数え10個答えられれば満点の5点である。遠隔記憶（remote memory）の課題である。

野菜の名を言わせる課題は難易度の個人差が大きいため、本検査を施行する際に最も悩ましい課題である。ある人には易しく、ある人には難しいと言うことでは適切な尺度とは言えない。例えば農業従事者、シェフ、家庭菜園をする人とこれらに全く縁がない人では難易度に差がありすぎる。鈴木ビネー式知能検査では42問（MA 9~10歳級）に　1. 鳥の名　2. 果物の名　3. 4つ足動物　の各群で30秒間に5個ずつ言えるかを問う設問がある。また51問（11~12歳級）では何でもよいから名詞または形容詞を3分間に60個言わせる課題がある。このようにカテゴリーを増やしたり、カテゴリーを問わず単語を言わせる課題は、いずれも課題の難易度が被検者にとって公平になるよう工夫されたものであろう。また野菜の名の呼称が30点満点中5点を占めるが、これは記憶のスクリーニングテストに占める配点が高すぎる。

テストは一般に成績のみではなく何ができ、何ができなかったかにつき内容を吟味することが重要であるが、とくに本テストではそれが不可欠である。⑨ 野菜が5個しか言えなかったが ⑦ 近時記憶で5点とれた人と、野菜の名は10個言えたが近時記憶が0点だった人とでは明らかに記憶障害の重症度が異なる。野菜の名を沢山言えなかったため認知症と診断され、残された人生を歩まなければならない「認知症患者」はあまりにも気の毒である。

筆者は同日に受診した夫婦に認知症の診断をしたことがあった。夫は74歳、妻は71歳であった。二人とも体調もよく、重要な検査を受けることを十分承知していた。集中して検査を受けた成績が夫は19点、妻が22点であった。通常この結果では夫が「軽度の認知症」であり、妻は加齢相応で健常範囲であると診断されることが多い。しかし、日常生活においては妻より夫の方がしっかりしており、妻のもの忘れを心配した夫が妻を説得して同行し受診させたのである。

どの課題を誤ったのか検討してみると、妻は⑦の近時記憶が 0/6 であるのに対して夫は 6/6 の正解であった。また⑨の野菜の名前は妻が 10 個答えられ、5 点獲得しているのに対し、夫は 5 個しか想起できなかったため 0 点であった。もし夫が妻と同じように野菜の名前を 10 個言えたなら夫は 24 点獲得でき、妻より得点が上回っていたであろう。

筆者は報告書には小計のみではなく必要に応じ 7 番と 9 番を併記し、両者を比較検討し記憶障害の重症度を診断している。野菜の呼称の成績が突出して高い場合は、この得点を除いて検討してしてみることをお勧めする。

さらに HDS-R の成績は標準偏差値（Standard Deviation: SD）が大きいため合計点のみから診断するのではなく、反応内容の検討と SD とを考慮して診断することにより適切な診断が期待される。判定方法は以下の通りである。

非痴呆	24.27 ± 3.91
軽度	19.10 ± 5.04
中等度	15.43 ± 3.68
やや高度	10.73 ± 5.40
非常に高度	4.04 ± 2.62

小計得点で 20 点以下を痴呆、21 点以上を非痴呆とした場合に最も高い弁別性を示すと解説されている。

4-13-2　MMSE（Mini-Mental State Examination）

Folstein, Folstein & McHugh　1975

MMSE はアメリカで開発された認知症スクリーリングテストである。見当識、記銘、暗算、注意、音読、理解、書字、幾何学図形の摸写などの課題が含まれている。30 点満点で、cut off は 23 ～ 24 点。21 ～ 23 点は軽度、11 ～ 20 点は中等度、10 点以下は重度の認知症と見做される。検査の感度は 0.76 ～ 0.87 である。教育と年齢の影響を受け易いとされる。日本語版の改訂版が複数ある。

4-13-3　MoCA-J（The Montreal Cognitive Assessment-J）

作成　鈴木宏幸　2009

監修　藤原佳典

東京都健康長寿医療センター研究所（東京都老人総合研究所）

社会参加と地域保健研究チーム

軽度認知機能低下のスクリーニングツール。注意機能、集中力、実行機能、記憶、言語、視空間認知、概念的思考、計算、見当識の多領域の認知機能を約 10 分間で評価できる。30 点満点、教育歴が 12 年以下の場合は１点加える。日本語版では 26 点以上が健常範囲とされている。以下の課題から構成されている。

1. Trail Making

数字と平仮名を交互に順番に線で結ばせる。

１－あ－２－い－３－う－４－え－５－お　が正解。自発的に直後に修正しない場合の誤りは０点。自発的に直後に訂正した場合は誤りに数えない。誤りがあれば０点。　採点：１点

2. 視空間認知機能

立方体のモデル図形を見ながら、下の空間にできるだけ正確に模写させる。3 次元として描かれていること、全ての線が描かれ、余計な線を描かず、線の平行関係が保たれていれば正解。

以上の３条件が満たされていなければ０点。　採点：１点

3. 指定した時間の時計の文字盤を描かせる。

時計の文字盤が円形で描かれていること、数字が過不足なく描かれていること、針の長短が明確であることの３条件を各１点とする。

4. 図に描かれている３種類の動物の名を言わせる。

採点：各１点　小計３点

5. ５つの単語を検査者が１秒１個の間隔で読み上げた後、復唱させることを２回繰り返し施行し、後に再度再生させることを教示した後、５分間経過してから再生させる。遅延再生（delayed memory = recent memory）を測定する課題である。即時記憶は採点しない。

6. **注意　（数唱課題）**

＊順唱（5桁）　逆唱（3桁）　　各１点　　小計２点

＊ビジランス：検査者が平仮名を読み上げ、「あ」と言った時のみ手を叩かせる。

採点：エラーが１回までの時に１点与える

＊ 100から７を５回引かせる。

採点：４問と５問正答３点　３問正答２点　１問正答１点

7. **言語**

文章２題を復唱させる。

採点：各１点　小計２点

8. **語想起**

指定した文字で始まる単語を１分間にできるだけ多く言わせる。

採点：11個以上言えると１点

9. 抽象概念

類似している点を言わせる課題２題。

採点：各１点　小計２点

10. ５つの単語を想起させて言わせる。

採点：各１点　小計５点

11. 見当識

今日の年月日、曜日、市（区、町）の名、建物の名を言わせる。

採点：各１点　小計６点

4-13-4　観察式

以下は本人を直接観察することや家族・介護者からの情報により評価する。

＊ FAST（Functional Assessment Staging of Alzheimer's Disease）

Alz 型認知症重症度を判定する事を目的としている。病気を７段階に分類しており、これは認知症の重症度と対応している。

1. 正常　　　　認知機能に異常なし
2. 年齢相応　　非常に軽度の認知機能の低下　物の置き忘れなど
3. 境界状態　　軽度の認知機能の低下　熟練を要する仕事で機能低下を認める
   新しい場所に旅行するのは困難
4. 軽度のアルツハイマー型認知症　中等度の認知機能の低下を認める
   夕食に客を招く段取りをつける、家計の管理、買い物などで支障がある
5. 中等度のアルツハイマー型認知症　やや高度の認知機能の低下を認める

服の選択が困難　入浴は要説得

6. やや高度のアルツハイマー型認知症　高度の認知機能の低下を認める
不適切な着衣　入浴に要介助　失禁あり

7. 高度のアルツハイマー型認知症　非常に高度の認知機能の低下を認める
言語機能は6語まで　1語のみ理解可能
歩行＆着座不可　笑う能力の喪失　昏迷　昏睡

＊初期認知症徴候観察リスト　OLD：Observation List of Dementia

オランダのかかりつけ医のグループにより外来診療の際に認知症であることを早期に気づかせる意図で作成された。12項目からなるが、各項目が互いに独立しているわけではなく重複している。以下の12項目中4項目以上に該当する場合に認知症が疑われるとされているが、ここでは該当する項目数にはこだわらず、問診中にどれかの項目にあてはまる応答があるかどうかに気付くことが重要である。記憶障害、失語症、失見当識などは本人との面談で分かる。

1. いつも日にちを忘れている
2. 少し前のことをしばしば忘れる
3. 最近聞いた話を繰り返すことができない
4. 同じことを言うことがしばしばある
5. いつも同じ話を繰り返す
6. 特定の単語や言葉が出ないことがしばしばある
7. 話の脈絡をすぐに失う
8. 質問を理解していないことが答えから分かる
9. 会話を理解する事がかなり困難
10. 時間の観念がない
11. 話のつじつまを合わせようとする

12. 家族に依存する様子がある

以下も家族や本人に面接する際に参考にできる。

〈判断・実行機能障害のアセスメント〉

家族からの情報

＊気候に合った服装をしているか
＊適切に着替えができるか
＊雨天に傘を持って出かけられるか
＊料理の味付けはどうか
＊いつも同じ料理ばかり作らないか

本人への質問

＊火事に出会ったらどうするか
＊道で宛名が書いてあり、切手が貼ってあり、封をしてある手紙を拾ったらどうしたらよいか

以上各種の検査を紹介したが、一方で検査に頼らずしっかり訴えに耳を傾け、行動観察や家族から得られた情報を集約することが重要である。知能検査をはじめとする心理検査は統計を基礎に作成されているが、臨床現場ではごくまれにしか出現しない症状が重要であることがある。健常者であれば通常生じないような症状が出現した場合はその症状をいかに客観的にエビデンスとして示せるかに留意すべきである。

認知症の診断を担当する者の役割は、以上述べてきた様々な検査の中から適切と考えるテストやスクリーニングツールを施行し、これらの結果を参考にして、面接、行動観察、家族から得られた情報を総合して現時点における知的レベルの診断、および現時点における記憶障害の重症度の診断を行い、さらにそれらのレベルが現疾患による低下か、あるいは加齢相応であるかを

診断する。また独居が可能であるか、車の運転が可能であるか、介護がどの程度必要かなどを診断し、家族や介護者、リハビリ関係者に情報を提供する事である。

4-14　テストバッテリー

基本となる高次脳機能検査の種類と適用対象

以下は筆者が経験的に組み合わせたテストバッテリーと適用対象である。

1. 幼児、児童～若年層の知的発達障害の診断
   鈴木ビネー式知能検査 改訂版
   田中ビネー知能検査 87 年版　田中ビネー知能検査 V
   WISC-IV　KABC-II
2. 全般的知的レベルが健常ないしは軽度低下があり、多面的に機能低下のバランスを測定したい成人
   WAIS-IV
3. 記憶障害の診断で知的低下があることが予想される場合（認知症を含む）
   鈴木ビネー式知能検査 と HDS-R　MMSE MoCA-J 等の組み合わせ
4. 全般的知的レベルは健常であることが予想される場合の記憶障害
   通常の臨床現場では利き手テスト（Edinburgh Handedness Inventory）鈴木ビネー式知能検査　43 問　44 問　Rey Auditory Verbal Learning Test（RAVLT）　Rey Complex Figure Test（RCFT）。
   精査する場合は Wechsler Memory Scale Revised、リバーミード行動記憶検査。全般的知的レベルは Wisconsin Card Sorting Test、Raven's Standard Progressive Matrices など簡便な検査で健常レベルに保たれていることを確認する。
5. 失語症がある場合　右片麻痺がある場合

利き手テスト（ex, Edinburgh Handedness Inventory）、標準失語症検査ないしはWAB（Western Aphasia Battery）、Token Testなど

左半球損傷（右片麻痺など）があれば、失語症が一見なさそうに見えても読み書き障害のチェックを行う。

6. 左片麻痺がある場合

利き手テスト、Neglect Screening Test（自画像や時計の文字盤などを描かせる）

7. 後頭葉障害が予想される場合

利き手テスト、標準高次視知覚検査、フロスティッグ視知覚発達検査など

8. 失行があることが予想される場合

利き手テスト、標準高次動作性検査―失行症を中心として、行動観察による失行検査

9. 前頭葉障害が予想される場合

利き手テスト

全般的知的レベルの低下が予想される場合は鈴木ビネー式知能検査

知的レベルが健常範囲であればWisconsin Card Sorting Test、BADS（Behavioral Assessment of the Dysexecutive Syndrome）、FAB（Frontal Assessment Battery）Stroop Test、Trail Making Test、Word fluency（語想起）

10. 頭頂葉障害が予想される場合

利き手テスト

Wechsler系知能検査の動作性検査、Koh's立方体組み合わせテスト

第5章　所見の書き方

所見は依頼された医師に対するお返事であることを忘れず、読み手が理解し易いように検査の結果や行動観察、家族から得た情報を総合して簡潔に書く。

1．検査の依頼目的に応えるように書くことが重要である。
例えば障害年金を請求することが目的でその対象者に該当するか否かの適否の判断を求められた場合、「中等度の高次脳機能障害を認めます」または「軽度の記憶障害を認めますが、障害年金の対象となるほど重度ではありません」などと適用するか否かがはっきり分かるように明確に書く。

2．施行した検査名と結果を書く。
下位検査がある検査は重要な項目に関してはその成績も列挙する。

3．検査の成績に影響を与える可能性がある条件があれば書く。
例えば難聴がある、視覚障害があるなどの感覚障害や注意散漫で検査に集中できなかった、拒絶的であったなど検査や面接中に気づいた行動障害や環境について特記することがあれば書く。

4．全般的知的レベルの低下の有無。低下がある場合には加齢相応であるか、現疾患に起因するかしないかに注目して分かる範囲で書く。

5．高次脳機能障害の有無と重症度、どのような種類の障害であるかを書く。その際できるだけ客観的なエビデンスを提示しながら読み手が納得できるように書くとよい。エビデンスは検査結果と観察した行動異常、それに家族から提供された信頼できる具体的なエピソード例えば「物盗られ妄想がある」などの情報である。

6．経過をわかり易く提示する
手術の前後や治療効果を知るため、あるいは認知症など長期にわたり経過観察している場合は過去に施行した検査結果と施行年月日を列挙し、一目で経過が分かるように書くと親切である。

7．予後に関する情報やリハビリに役立ちそうな情報を提供できる場合はその内容も書く。

以下に所見を書く際に特に注意すべき事項を要約する。

① オーダーした医師の依頼目的に明確に応える。
② 分かり易く、簡潔に書く。
③ エビデンスを示す。
④ 元来の能力の打診が重要。全般的知的レベルの低下の有無、低下がある場合は重症度を書く。
⑤ 検査の結果と実際の行動障害と乖離がある場合にはその事実を書く。
⑥ 家族から得た情報と検査者が面接や行動観察で得た情報や推論は区別して書く。他者から得た情報は誰から得た情報であるかも明記する方が良い。
⑦ 分からないことは正直に「分からない」と書く。

「所見の書き方がわからないから」筆者の所見を見せて欲しいと長年要望

されてきたが、マル秘情報だからと拒否してきた。しかし、所見の書き方は確立しているわけではないからサンプルがあれば楽であろう。

以下は実例ではなく、筆者が創作した架空の症例である。最も基本的な所見のサンプルとして多様な認知症の診断例を示す。こんな感じで書いていますという程のもので決してモデルではない。読者はこれをたたき台として各自工夫してより良い所見を書いて欲しい。

症例１　女性　84 歳　　依頼目的：成年後見人の被対象としての適否の診断

＊鈴木 Binet Test: score 3　MA 2 歳 4 か月　CA 84 歳　IQ 15

＊ HDS-R：　0 点

所見：

言語理解は困難でほとんど応答せず、コミュニケーションは成立しない。また保続傾向が強く、何を質問しても最初に質問した姓名を答える。鈴木 Binet Test で正解したのは「あなたは男性ですか、女性ですか？」（MA 2 歳級）と「どちらの線が長いですか？」（MA 3 歳級）の２問のみ。

重度全般的知的レベルの低下を認めます。成年後見制度の被後見人に適用します。

症例２　男性　78 歳　　依頼目的：認知症の診断

＊鈴木 Binet test：score 45　MA 10 歳 9 か月　IQ 67

＊ HDS-R：16/30　7 問　delayed memory（recent memory）　0/6

＊ Wisconsin Card Sorting Test（WCST）：

CA　0/6　保続傾向が強い。教示の理解が困難であるため中止。

所見：

軽度の全般的知的レベルの低下と中等度の記憶障害を認めます。とくに recent memory の低下は顕著で、先ほど聞いたばかりの課題自体を覚えていない（HDS-R 7問　delayed memory 0/6）。住所を書くよう教示すると、学生時代に住んでいた住所を書いた。現住所は覚えていない。また抽象的概念は理解したり操作することができない（WCST　0/6）。

軽度の全般的知的レベルの低下と中等度の記憶低下を認めます。認知症です。

症例3　女性　72歳　元事務員　　依頼目的：認知症の診断

＊HDS-R : 23/30　2問　今日の年月日　1/4　7問　delayed memory 1/6

＊鈴木 Binet Test: score 48　MA　11歳8か月　IQ 72

所見：

現在施設入所している（長女からの情報）にもかかわらず、独居で自立していると主張する。全般的知的レベルは加齢相応、記憶低下も認知症レベルではありませんが、現実を認識できていないことから中等度の認知症であると考えます。

症例4　女性　87歳　元教師　　依頼目的：認知症の診断　再検4回目

＊ HDS-R : 13/30問　7問（delayed memory）0/6

＊ 鈴木 Binet test：MA15歳レベルまで終了せず。加齢相応

	HDS-R	7問	鈴木 Binet Test
1年前	18	0/6	加齢相応
2年前	18	0/6	加齢相応
7年前	15	0/6	加齢相応

所見：

全般的知的レベルは7年前より一貫して加齢相応。記憶低下は中等度、recent memory は顕著な低下を認めます。認知症ではなく、記憶障害です。

症例５　女性　75 歳　　依頼目的：認知症の診断

＊鈴木 Binet test: score 37　MA 8 歳 6 か月　CA 75 歳　IQ 53

＊ HDS-R: 24/30

2 問　今日の年月日　正解 3/4

7 問　3 単語の delayed memory　0/6

9 問　野菜の名前　　5/5

所見：

HDS-R の小計は 24 点ですが、recent memory が不良かつ野菜の名前で稼いでいるため認知症レベル。もの盗られ妄想あり（長女からの情報)。病識皆無。長女にはガスコンロを使用させないこと及び金銭管理に関してアドバイスしました。

症例６　男性　82 歳　　依頼目的：6 年前に発症した脳梗塞に加えて認知症が合併しているか否かの鑑別診断　オーダーされた検査は鈴木 Binet test と FAB

＊ 鈴木 Binet test: score 40　MA　9 歳 3 か月　IQ 58

＊ HDS-R：9/30　7 問（delayed memory）0/6

＊ FAB：9/18

所見：

全般的知的レベルは軽度低下、記憶障害は重度。顕著な recent memory の低下を認めます（HDS-R：7 問 delayed memory　0/6)。これらの成績は脳梗塞の発症直後から数回施行した検査結果で不変であることから、後から認知症を発症したのではなく脳梗塞の後遺症であると考えます。FAB の結果も不良ですが、この成績は IQ 58、HDS-R 9/30 の本例にとり相応の結果であり、前頭葉機能に特化した低下を示しているわけではありません。

参考資料　脳

心理学は脳をブラックボックスとして扱ってきたため心理学科を卒業した心理師（士）の多くは脳について学んでいない。しかし高次脳機能障害はまさに脳の損傷により生じる精神的、知的機能の障害であるから、臨床で心理・神経心理学的検査のアセスメントを担当する心理師（士）も脳に関するある程度の基礎知識を持っていなければならない。

生物は40億年前に細菌が発生したことに始まり、6億年前にナメクジウオやホヤなどの脊椎動物が誕生する。脊椎があるということは脊髄があるということであり、中枢神経系による反射的な動きができるようになった。

生物は細胞分裂を繰り返すことにより膨大な細胞を生み出し、設計図に従って組織化することにより身体を作り進化してきた。細胞は管のような立体的な構造に分化し、組織化されて神経系ができ、その上部が膨らみ、さらに分化、組織化することにより脳が作られた。脳は区分があるわけではないが大まかに前脳、中脳、後脳と呼ぶ。

発生学的に古い方から脳幹、大脳辺縁系、大脳新皮質へと下位から上位へと積み上げられた階層構造となっている。脳幹に辺縁系が、辺縁系に新皮質が進化とともに広がりながら覆いかぶさるように発達してきた。

霊長類が最も発達させたのは大脳新皮質であり、ヒトの進化過程で膨張と分化を重ね大部分の脳を占めるほど大きくなった。大脳新皮質が大きいということは認知機能が進んでいることである。大脳新皮質には外界からの刺激を感覚情報として取り込み、すでに脳内に蓄えている記憶と照合しながらつなぎ合わせて知る機能がある。これらの情報と自分の感情や気分を合わせて想像し、行動を起こす。

脳の構造

脳は左右１対の大脳半球とその間に挟まれた棒状の脳幹から成る。脳幹は上から間脳、脳、橋、延髄に分けられるが、はっきりした境界は無い。延髄の下は脊髄である。間脳と中脳は左右の大脳半球の間に挟まれているが、橋と延髄は外に出ており、その上に小脳がある。小脳は脳全体の11％の大きさで左右に分かれているが、主に姿勢や運動の調整を反射的に営んでいる。

左右半球は機能が異なり、言語は左半球が、空間認識や感性は右半球が優れている。このような半球機能の機能特性（側性化）をラテラリティーと言う。

大脳新皮質

前脳は間脳と終脳に分かれ、大脳皮質を構成する。大脳新皮質は大脳の表面を占める進化した新しい領域でその厚さは2.5mmである。新皮質の表面には多くの皺があり、この皺の窪みは溝（こう）、ふくらみを回（かい）と言う。この皺は大脳皮質の表面積を広げるために進化し、皮質が折りたたまれた結果である。皺を延ばして広げると新聞紙１頁ぐらいの面積となる。

外側を横に伸びる外側溝（シルビウス溝）と縦に伸びる中心溝（ローランド溝）は解剖学的区分をすることに用いられる。すなわち外側溝より上、中心溝より前を前頭葉、後を頭頂葉と言う。外側溝より下で側面を構成しているのが側頭葉、頭頂後頭溝より後ろが後頭葉である（Fig.36）。五感を処理するための新皮質は４つの葉に分化してきた。各葉には一次野と連合野がある。一番広いのは前頭葉で脳全体の41％、頭頂葉と側頭葉は21％、後頭葉は17％である。

後頭葉は視覚、頭頂葉は運動や身体感覚（体性感覚）、側頭葉は聴覚、言語の記憶、高次の視覚を受け持つ。前頭葉は意欲や興味の維持、高次の判断、さらに抑制を主とした下位の脳に対するコントロールを受け持つ。前頭葉の

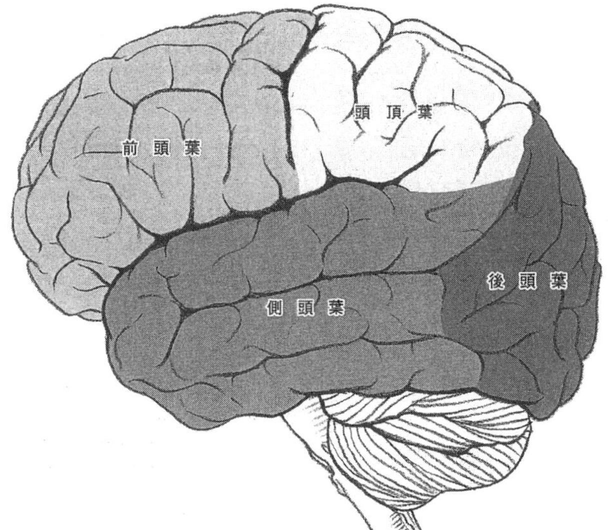

Fig.36　脳の図

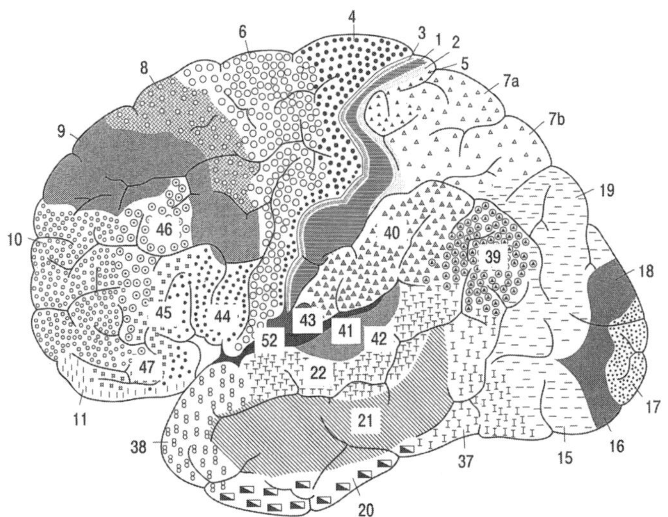

Fig.37　ブロードマンの脳地図

機能が能動的であることと対照的に他の3葉の機能は受動的である。

Fig.37 は Brodmann, K. が 1909 年に作成した脳地図である。層構造や細胞の種類を基準に 52 の領域に分割し、各々に番号を付けた。

Brodmann の脳地図によれば前頭葉の一次運動野は4野であり、中心前回（中心溝の前）は主に筋運動を司る。一次運動野からの遠心性繊維は錐体路と呼ばれ、延髄で交差し、脊髄を経由して筋肉を動かす。頭頂葉の一次体性感覚野は脳地図の3野、1野、2野である。中心後回（中心溝の後）は一次体性感覚野と呼ばれ、視床を介して身体の感覚（皮膚や深筋肉）繊維を受け、身体の各所からの感覚情報を処理している。一次運動野と一次体性感覚野は身体のコントロールと身体からの情報を受け取る役割があることから、中心溝を挟んで密接に関わりあっている。

カナダの脳外科医、Penfield, W. は癲癇の治療で手術を行う前にヒトの大脳皮質に直接電気刺激を与え、脳内の身体の地図を作成した。その結果、中心溝の前部を刺激すると運動が、後部を刺激すると感覚が生起し、運動野や体性感覚と身体部位との対応関係が分かった。

Fig.38 は脳の中の小人（ホムンクルス）と言われる脳内で身体を再現している図である。ホムンクルスでは実際の身体の部位と脳内で対応する部分の大きさが異なることが分かる。手や顔は非常に大きく、足や腹、背中など実際の身体のバランスとは大きく異なる。脳に占める部位の大きさは、どのくらい細かいコントロールができるかに対応しているからである。従って言語を操るために必要な口や舌に対応する脳部位は非常に大きい。

左右半球は交連繊維で繋がり互いに情報交換をしているため左右の身体が協調して活動できる。交連繊維には脳梁、前交連、海馬交連などがあるが、前交連と海馬交連は系統発生的に古く、大脳辺縁系を繋いでいる細い束である。これに対して脳梁は系統発生的に新しい最大の交連繊維であり、大脳皮質を連結し、ほとんどの情報交換を担っている。

脳梁と脳幹部分に囲まれた脳の最奥部に大脳基底核、視床、扁桃体、海馬

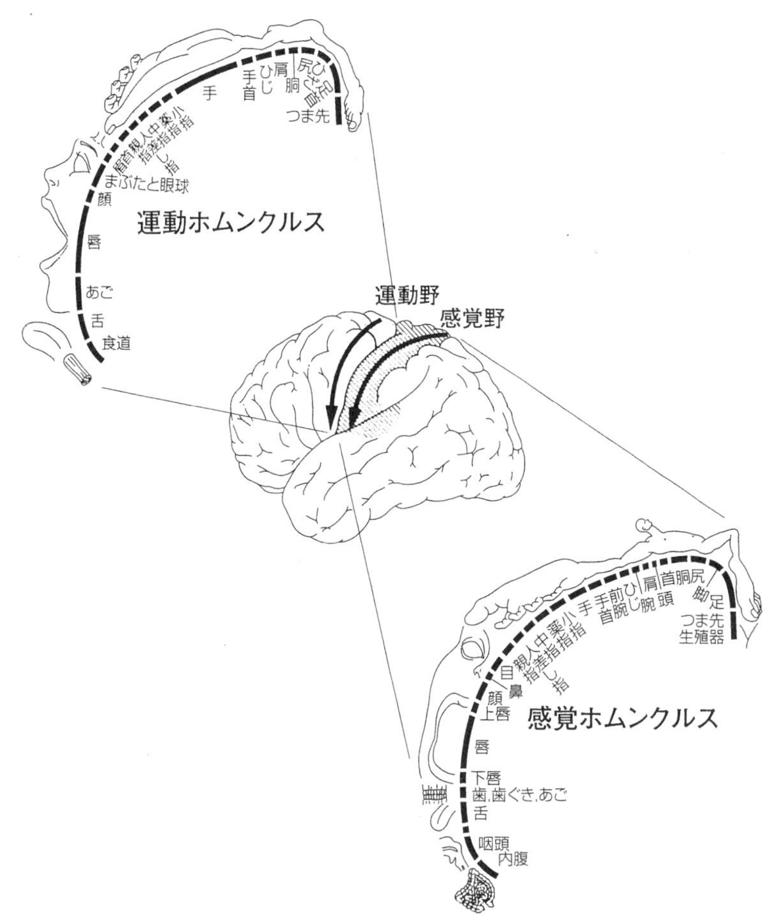

Fig.38　ホムンクルス

など脊椎動物の進化の中で最も古く、動物の生存に不可欠な機能を持つ部位がある。すなわち神経伝達物質やホルモンなどの調節機能の中枢である。

脳は精神活動と行動の全てを生み出す身体の中で最も重要な部分である。この重要な脳を保護するため柔膜、クモ膜、硬膜の三重の膜で包まれ、頭蓋骨に収められている。脳にぴったりついている柔膜とその外側にあるクモ膜との間には脳脊髄液と言う液体が満たされているため、脳は液体に浮かんでいる状態となり外部からの衝撃が吸収され、和らげられる仕組みとなっている。脳脊髄液は脳室で作られ、クモ膜下腔に通じる路を通ってクモ膜下腔に入り、この中を巡回した後静脈の中に排出される。異物が脳に入ると脳脊髄液に高い圧力（脳圧）がかかり、同時に脳自体も圧迫され頭痛などを起こす。

脳脊髄液は中枢神経系を正常に働かせるよう血液脳関門により変動しないよう調節されている。この関門により血液の組成に変動があっても脳の組成に影響がないよう調節され、神経系が必要な物質だけを取り込み、不要な物質は排除している。

脳の生理学

脳における情報処理活動は数ミリセカンドの速さで生起する電気、化学信号により行われ、与えられた刺激が電気信号として感覚器官から神経細胞に伝達される。神経線維である樹状突起がこれを受けとり、細胞体から軸索へ伝える。軸索の先端はシナプスと言い、ここで電気的信号を神経伝達物質（化学的信号）に変え、別の神経細胞に情報を伝える。軸索は電線、細胞体は電柱のようなものである。

1つの神経細胞は100~1000個の接点を持っている。シナプス同士がある特定の結合を作って神経細胞回路を作ることが脳の情報処理の基本である。神経細胞と神経細胞の間は隙間があるため電気的刺激はこの隙間を飛び越えることができず、前シナプスの末端にあるシナプス小包に貯蔵されている神経伝達物質がシナプスの隙間に放出される。信号を伝える細胞をシナプス前細胞、伝えられる細胞をシナプス後細胞と言う。受け手側の神経細胞のレセプターに結合した化学的物質はレセプターの口が開くことでイオンが出入りするため神経細胞の内と外で電位差が生じ、再度電気的信号に変換され、他の神経細胞に伝わる。

脳の分業体制

側頭葉の一次聴覚野は脳地図の 41, 42 である。音は内耳から視床の内側膝状体を経由した後処理される。側頭葉内で一次聴覚野の前に一次味覚野がある。後頭葉の一次視覚野は脳地図の 17 野である。目の網膜から入った情報は視床の外側膝状体を経由した後、この領野で第一段階の処理を行い、より高次の処理をするため情報を連合野に送る。視覚に関連する領野はヒトの脳の 1/3 を占め、ここには 2 つの経路がある。一つは後頭葉から頭頂葉に至る経路であり、空間的な位置関係について情報処理され、運動をコントロールするのに重要である。もう一つは後頭葉から側頭葉に至る経路で記憶に基づいて物体やヒトを見わける処理が行われる。

左右の大脳半球から筋肉に向かう神経線維の 80％は延髄で交叉しているため各半球は反対側を支配している。従って左脳は右半身を、右脳は左半身の運動を指令し、感覚情報を受け取っている。即ち、右片麻痺患者は左脳が損傷されているため失語症と合併し易く、左片麻痺患者は右半球の損傷により左半側空間無視や視覚構成能力の低下が合併し易い。

脳幹：発生的には後脳が最も古く、深い部分に位置する脳幹の大部分を構成する。脳幹は原始的な反射や本能的な行動を担い、大きく延髄、橋（きょう)、中脳で構成され、情報の中継核の役割を果たしている。脳幹の中央にある網様体は情報を受け取り、大脳皮質に伝えている。延髄は脊髄のすぐ上に位置し、呼吸、心拍、消化に関するなど生命維持に必要な働きをしている。橋は隣接する小脳と協調して目と身体の運動を調整している。橋の上に位置する網様体は覚醒、睡眠に関わっている。

大脳基底核：大脳基底核は大脳の底にあり灰白質の 3/4 を占め、内包により間脳と隔てられており、運動機能を統合している。内包は運動神経線維が通る路である。大脳基底核は線条体、淡蒼球、黒質、視床下部の神経核から成る。線条体はさらに尾状核と被殻に、淡蒼球は外節と内節に、黒質は緻密部と網様部に分類される。また淡蒼球と被殻を合わせてレンズ核と言う。線条体は大脳新皮質からの繊維を広範囲に受け、黒質や視床の一部からも入力を受けている。より高次の脳機能活動に関与していると考えられている。

間脳：間脳は視床、視床上部、視床下部から成る。

視床：間脳の 4/5 を占める中枢神経系の最大の神経核であり、外部から入ってくる情報を最初により分け、大脳皮質の各所に伝達する。嗅覚を除く視覚、聴覚、味覚、触覚の中継核である。

大脳辺縁系：脳の特定の部位ではなく脳幹を取り巻くようにして中間皮質から大脳皮質へ放射状に広がる領域である。発生上脳幹を円環上に取り巻き、原皮質、古皮質、新皮質の順に脳の表面に向かって作られた構造のうち原皮質と古皮質を指す。大脳旧皮質とも言われ、生命維持にとって重要な役割を果たしている。情動の表出、意欲、記憶や自律神経の活動に関わっているいくつかの構造物で、扁桃体、海馬、帯状回などを含む。嗅脳に相当し、脳弓で視床下部と連結している。食欲や性欲などの生存本能や、好き嫌い、恐怖などの本能的な情動を司る。

海馬：新しい記憶を作る部位である。作られた記憶は内容に応じて新皮質の複数の場所で蓄えられる。海馬は記憶が固定するまでの過程を担っている。海馬が損傷すると新しい事象を記憶することはできなくなるが、それまでに蓄積されている記憶が無くなるわけではない。

高次視覚野：個体発生的にも系統発生的にも最も新しく、感覚野と運動野の間に位置する連合野は哺乳類が進歩するにつれて拡大し、ヒトで最も面積が広いところから高次脳機能を担っていると考えられている。19 世紀の心理学では感覚機能の連合により高次脳機能が成立すると考える連合心理学が隆盛であったため、この新皮質領域を連合野と言う。連合野は単一の機能は持たず、感覚情報を統合して行動を指令する最も高度な領域である。

後頭葉にある一次視覚野を除く連合野は視覚前野と言う。一次視覚野から下側頭葉につながる腹側経路と頭頂葉につながる背側経路がある。後頭葉に入力された感覚情報は一次視覚野で大雑把に選別された後、二次視覚野で粗く解析され、頭頂葉方向に通じる背側視覚経路の三次視覚野、五次視覚野で奥行きや動きの情報が解析される。また側頭葉方向に行く腹側視覚経路の四次視覚野で色の情報が詳細に分析される。即ち第一次視覚野から入力した視覚刺激は連合野で意味づけされる。下側頭葉に通じる経路では何を見ているかを判断し、頭頂葉に通じる背側経路では空間的に位置づける。即ちどこにあるかを判断すると同時に外界に対する運動を起こすことに関与している。

言語野：ヒトは発声器官を高度に発達させ、自由に言語を駆使できる唯一の動物である。Broca, P. が 1861 年に発語障害を報告したのは左前頭葉の下前頭回に位置する 44 野の損傷であり、現在ではブローカー野と呼ばれ運動失語の座とされ、45 野も含むとされている。その後 1874 年にドイツの精神科医、Wernicke, C. が側頭葉の上側頭回の後部（22 野の後部、最近では角回や縁上回を含むとされる）の損傷で言語理解の障害が起こることを示したため、この領域はウェルニッケ野と呼ばれ、感覚失語の座とされている。

側頭連合野：側頭連合野は高次の視覚情報処理のほかに記憶の中枢として働いている。辺縁系にある海馬で作られた記憶は下側頭皮質（IT 野）にある TE 野で蓄えられると考えられている。視覚腹側経路の情報は最終的に TE 野へ進行するが、ここは扁桃体と相互に結合しているため、これらの神経路は本能的行動の誘発や意欲、情動の発現に関与し、情動の記憶が残りやすい。

またTE野はTG野を経由するが、ここは聴覚連合野に属しており、やはり扁桃体と結合している。そのため聴覚系の感情表現と関係する。側頭葉には一次味覚野があるほか味覚の記憶も行っている。感覚と記憶を比較照合することにより何の味かを見分けることが可能となる。

身体の感覚による記憶は第二次体性感覚野、味覚や嗅覚は島、空間性の記憶は頭頂連合野が担当している。側頭葉では視覚記憶のみならず聴覚記憶も担っており、記憶の貯蔵は1か所に蓄えられているのではなく、新皮質の複数の要所に蓄えられていると考えられている。

耳から入った聴覚刺激は鼓膜を振動させ、その振動は内耳の蝸牛で電気信号に変えられ、その興奮が延髄、橋、中脳、間脳内を順次ニューロンを替えて聴覚伝導路を上行し終脳内にある第一次聴覚野で解析される。左耳から入力した聴覚刺激は右の、右耳から入力した刺激は左の一次聴覚野に入る。ここでは音の知覚、距離、高低を識別する。ヒトでは音が新皮質を発達させ、新皮質同士を結ぶ連合繊維を作ることによりメロディやリズムを識別し、音楽を誕生させた。これが可能となったのは運動の支配や道具を生み出す前頭葉や頭頂葉、また後頭葉の連合野との相互連絡繊維が造られたことによる。

頭頂連合野：見ることと手を使って獲物を捕らえることから視覚野と体性感覚野の間に頭頂連合野が発達してきた。触覚の処理は頭頂葉の第一次感覚野で行われる。ここにはホムンクルスと言われる身体の地図があり、ここで処理された身体の感覚は頭頂連合野に情報を伝達する。動くことで触覚のみではなく、筋肉の伸び縮みなどの感覚が得られ、これらの情報は頭頂連合野に向かい、視覚の背側経路で処理された空間情報と頭頂間溝で統合され、自分の身体像を脳内に作る。このような身体像は頭頂連合野に記憶として蓄えられ、動くたびにそれを取り出し身体像を作っていく。

前頭連合野：辺縁系と結ばれ、投射繊維を作っている。また連合野同士を結ぶ神経線維があり、これを連合繊維と言う。前頭連合野は背外側部と腹側部（内側部）に区分される。腹側部は人格や性格を生み出す機能を持つ。情動や感情の喚起を担うため辺縁系と密な関係がある。背外側部は連合野における多様な認知機能を使って構築した心的世界に基づき、外界に適応する行動を生み出しており、他の新皮質からの神経回路網が密となる。頭頂連合野や側頭連合野で情報の解析が行われ、知覚した後必要な情報を取捨選択して一次的に保管し、次に適切な行動を生み出す。このように他の連合野で統合された情報を使い操作する機能が前頭連合野にはある。

他の動物と比較してヒトで著しく増大したのはこの前頭連合野であり、新皮質全体に対する比率はヒトで29%であるのに対してチンパンジーで17%、アカゲザルで11%であるという。

特に運動性言語野とその周辺領域が拡大しているのは言語能力の進化の結果である。相手とコミュニケーションを行うためには相手の話す言葉を知覚して記憶し（ワーキングメモリー）、脳内にある記憶と照合して応答する内容を考え、話す発語の強さなどを調整し、筋肉を収縮させて言葉を発することになる。これらを実行するためには連合野同士の互いの連結が重要である。前頭連合野は側頭連合野と頭頂連合野から視覚、聴覚、体性感覚などの入力を受けとる。他の連合野で処理され統合された様々な感覚情報が背外側部に入り、それらに基づきワーキングメモリーを作動させる。

前運動野での運動の企画は頭頂連合野で行われた情報処理と側頭連合野で行われた情報処理を前頭連合野で統合し、行動の企画がなされた後に実行される。前頭連合野は他の連合野からの情報を連合繊維から、また辺縁系からの情報を投射繊維から受け取り、必要な情報を取捨選択して思考し、判断し、行動に移す。

1935年より精神科の治療として前頭葉を切除する手術（ロボトミー）が行われたことにより前頭葉の働きが分かってきた。前頭葉を切除すると知能や記憶の能力そのものは低下しないが、意欲が無くなり、仕事に情熱がもてなくなる、計画性や将来に対する思慮分別が無くなるなどの行動障害が起こる。発動性が低下し、一日中何もせずにボーっと過ごすこともある。

参考・引用文献

Alajouanine T: Verbal realization in aphasia. Brain, 79, 1-28, 1956.
（波多野和夫翻訳解説：失語症の言語症状　新興医学出版社　2011.）

American Psychiatric Association 著　高橋三郎, 大野　裕, 染矢俊幸訳：DSM-IV　精神疾患の分類と手引き　医学書院　1995.

American Psychiatric Association 著　高橋三郎, 大野　裕監訳：DSM-5 精神疾患の分類と診断の手引き　医学書院　2014.

Bender L : A visual motor gestalt test and its clinical use. An Orthopsychi Assoc. Res Monogr, No3, 1938.

Benton A L 著　高橋剛夫訳：ベントン視覚記銘検査　三京房　1966.

Bisiach E & Luzzatti C : Unilateral neglect, representational space. Cortex, 14, 129-133, 1978.

Bisiach E, Luzzatti C & Petrani D : Unilateral neglect, representational schema and consciousness. Brain, 102, 609-618, 1979.

Bisiach E, Capiani E & Luzzati C : Brain and consciousness representation of outside reality. Neuropsychologia, 19, 543-551, 1981.

Brain W R : Visual disorientation with special reference to lesions of the right cerebral hemisphere. Brain, 64, 244-272, 1960.

Corkin S: Acquisition of motor skill after bilateral medial temporal-lobe excision. Neuropsychologia, 6(6), 255-265, 1968.

Corkin S: Lasting consequences of bilateral medial temporal lobectomy: Clinical course and experimental lobe lesion: Findings in H.M.Seminars in Neurology, 4(2), 249-259, 1984.

Dubois B, Slachevsky A, Litvan I et al.: The FAB: a frontal assessment battery at bed side. Neurology, 55, 1621-1626, 2000.

Frostig M 著　飯鉢和子, 鈴木陽子, 茂木茂八訳：フロスティッグ視知覚発達検査　日本文化科学社　1977.

藤永　保編：心理学事典　平凡社　1981.

原　一之：脳の地図帳　講談社　2005.

長谷川和夫, 井上勝也, 守屋國光：老人の痴呆診査スケールの一検討.　精神医学, 16, 956-969, 1974.

Heaton R, Chelune G J, Tallet J L, Kay G G & Curtiss G: Wisconsin Card Sorting

Test Manual. Psychological Assessment resources, inc., 1993.

Hopman-Rock M, Tak E C, Staats P G: Development and validation of the Observation List for early signs of Dementia(OLD). Int J Geriatr Psychiatry, 16(4), 406-414, 2001.

Hutt M L: The Hutt Adaptaion of the Bender-Gestalt Test.: Second Edition, Grune & Stratton, Inc., New York, 1969.

八田武志：左利きの神経心理学　医歯薬出版　1966.

池田　学編：認知症 臨床の最前線　医歯薬出版　2012.

池田　学：認知症 専門医が語る診断・治療・ケア　中公新書　2010.

池田淑夫：MMS 言語記憶検査　名教書　1990.

鹿島晴雄, 加藤源一郎, 半田貴士：慢性分裂病の前頭葉機能に関する神経心理学的検討―Wisconsin Card Sorting Test 新修正法による結果―. 臨床精神医学, 14(10), 1479-1489, 1985.

鹿島晴雄監訳：BADS 遂行機能障害症候群の行動評価　日本版　新興医学出版社 2003.

神奈川県総合リハビリテーションセンター言語科共訳：失語症と関連障害　医学書院 1982.(Kertesz A：Aphasia and associated disorders. New York: Grune & Stratton, 1979.)

Knecht S, Drager B, Deppe M et al.: Handedness and hemispheric language dominance in healthy humans. Brain, 123(12) 2512-2518, 2000.

児玉　省, 品川不二夫, 印東太郎：WAIS 成人知能診断検査法　日本文化科学社　1958.

Koppitz E: The Bender Gestalt Test for Young Children. Grune & Stratton, Inc., New York・London, 1969.

Lezak M D : Neurological Assessment, third edition. Oxford, 2006.

松田　修, 中谷三保子：日本語版 COGNISTAT 検査マニュアル　ワールドプランニング　2004.

Milner B : Effects of different brain resions on card sorting. Arch Neurol, 9, 90-100, 1963.

Milner B, Corkin S & Teuber H I : Further analysis of the hippocampal amnesic syndrome : 14-year follows up study of H.M. Neuropsychologia, 6, 215-234, 1968.

森岡　周：脳を学ぶ 「ひと」が分かる生物学　共同医書出版　2007

中島八十一, 寺島　彰：高次脳機能障害ハンドブック 診断・評価から自立支援まで　医学書院　2006.

Nakano M : A study of left unilateral spatial reference to hemianopsia. Jap Psychol

Res, 29, 49-58, 1987.

中野光子：脳器質障害者に施行したBender Test―特に誤りの特性とＩＱとの関連性に関して．教育研究（青山学院大学紀要），33, 187-199, 1989.

中野光子, 小宮忠利, 楢林博太郎, 員見芳房：純粋失読が考えられた左側頭葉後下部内出血例．臨床精神医学，18, 101-105, 1989.

中野光子, 稲田良宣：左側頭葉後部底面脳内出血によって生じた失読失書．臨床精神医学, 19(3), 405-413, 1990.

中野光子, 稲田良宣, 篠永正道, 斎藤昭人：左側頭葉後部から後頭葉にかけての梗塞により生じた両側性純粋失書．臨床精神医学, 19(10), 1527-1534, 1990.

中野光子, 望月秀樹, 今井壽正：パーキンソン病の手続き記憶の障害：ハノイの塔パズルの検討．臨床神経, 31(12), 1349, 1991.

中野光子：右手を２回描いた左半側空間無視の一例. 神経心理学, 8, 199-204, 1992.

中野光子, 田中茂樹, 新井　一ほか：数列と片仮名単語に選択的な記憶障害を示した左頭頂―側頭葉腫瘍の一例．脳神経, 45, 465-471, 1994.

中野光子：高次脳機能診断法（臨床 知能診断法）　山王出版　1996.

中野光子, 篠永正道：発動性欠乏を呈した上前頭回内側面に病巣を有する２例. 精神医学, 39(8), 823-829, 1997.

Nakano M, Endo T, Tanaka S: A second Leonardo da Vinci? Brain Cognition, 53, 9-14, 2003.

中野光子, 今井壽正, 岡田　努：Parkinson病の認知機能障害―Wisconsin Card Sorting TestとWAISによる成績の比較検討―．神経心理学, 24(2), 161-169, 2008.

Nakano M, Tanaka S, Izuno K & Ichihara S: Mirror writing: A tachistoscopic study of a woman suffering from migraine when writing with the right hand. J Clinical & Experimental Neuropsychology, 34, 1080-1088, 2012.

Nakano M, Miyashita N, Tanabe K & Yamamoto T : A Twenty-year follow up Study of an office worker who returned to work despite serious memory disorder caused by Herpes Encephalitis. J of Behavioral and Brain Science, 2, 505-511, 2012.

日本高次脳機能障害学会　Brain Function Test委員会：標準注意検査法・標準意欲評価法　新興医学出版社　2008.

日本精神技術研究所編　外岡豊彦監修：内田クレペリン精神検査・基礎テキスト　1973.

日本神経学会用語委員会編：神経学用語集　文光堂　1975.

日本失語症学会SLTA小委員会マニュアル改訂部会：標準失語症検査マニュアル　新

興医学出版社　1997.
日本失語症学会監修：標準高次視知覚検査　新興医学出版社　1997.
日本失語症学会　高次動作性検査法作製小委員会：標準高次動作性検査　医学書院　1985.
Oldfield RC: The assessment and analysis of handness : The Edinburg inventory. Neuropsychologia, 9, 97-113, 1971.
小野　剛：簡単な前頭葉機能テスト. 脳の科学, 23, 487-493, 2001.
太田信夫編：記憶の心理学と現代社会　有斐閣　2006.
大脇義一：コース立方体組み合わせテスト　使用手引き　三京房　1966.
Peaterson L R & Peaterson M J : Short term retention of individual verbal item's. J Exp Psychol, 58, 193-198, 1959.
Pujol J, Deus J, Losilla J M & Capdevila A : Cerebral lateralizational MRI. Neurology, 52, 1038-1043, 1999.
Raven J, Raven J C & Court J H : General over view, edition. Oxford Psychologists Press. 1993.
Raven J C : Standard Progressive Matrices. Oxford Psychological Press. 1938, 1958, 1978.
Raven J C : Coloured Progressive Mtrices. Oxford Psychological Press. 1956, 1976.
Rey A : Psychological examination of traumatic encephalepacy. Arch sychol, 28, 286-340. section by Corwin J & Bylsma F W, Clin Psychologist, 4-9, 1993.
Rubens A H & Benson D F: Associative visual agnosia. Arch Neurol, 24, 305-316, 1971.
Saint-Cyr J A, Taylor A E & Lang A E: Procedural learning and neostriatal dysfunctin in man. Brain, 111, 941-959, 1988.
佐藤澄人, 三輪英人, 中野光子, 水野美邦, 員見芳房：加速言語を特徴とした progressive loss of speech out を呈する一例． 脳神経, 49(7), 646-649, 1997.
鈴木治太郎：実際的・個別的智能測定法　東洋図書　1966.
鈴木ビネー研究会：改訂版・鈴木ビネー知能検査　古市出版　2007.
Strauss E, Sherman E M S & Spreen O : A Compendium of Neuropsychological Tests. Oxford, Edition, 2006.
Szaflarski P, Binder J R, Possing E T et al.:Language lateralization in left- handed man, and ambidextrous people-fMRI data. Neurology, 59(29), 238-244, 2002.
高野陽太郎編：認知心理学２　記憶　東京大学出版会　1995.
高橋省巳：ハンドブック　ベンダーゲシュタルトテスト　三京房　1968　増補版

1972.

田中教育研究所：田中ビネー知能検査V　田研出版　2003.

Teuber H L, Milner L B & Vaughan H G: Persist anterograde amnesia after stab wound of the basal brain. Neuropsychologia, 6, 267-282, 1968.

Tulving E, Schacter DL: Priming and human memory system. Science, 247, 301-306, 1990.

Kertez, A: The Western Aphasia Battery. Grune & Stratton, Inc., 1982.

WAB 失語症検査日本語版作製委員会 代表 杉下守弘：WAB 失語症検査　医学書院 1986.

綿森淑子, 原　寛美, 宮森孝史, 江藤文夫：日本版リバーミード行動記憶検査　千葉テストセンター　2001.

Wechsler D 著　日本版 WAIS-IV 刊行委員会：日本版 WAIS-IV 知能検査　日本文化科学社　2018.

Wechsler D 著　日本版 WISC-IV 刊行委員会訳編：日本版 WISC-IV　日本文化科学社 2010.

Wechsler D 著　杉下守弘訳：日本版ウェクスラー記憶検査法　WMS-R　日本文化科学社　2001.

Wiegle E: On the psychology of so-called processes of abstraction. J Abnrm & Soci Psychol, 38, 3-33, 1941.

World Health Organization（WHO）　融　道雄, 中根　文, 小宮山　実：ICD-10 精神および行動の障害 臨床記述と診断ガイドライン　医学書院　1993.

山鳥　重：神経心理学入門　医学書院　1985.

Zola-Morgan S, Cohen N J & Squire L R: Recall of remote episodic memory in amnesia. Neuropsychologia, 21, 487-500, 1983.

あとがき

本書を書き始めたのは前著を書き終えた直後であるから20年以上も前のことである。しかし、筆者が長年臨床でやってきた仕事はどう見ても高次脳機能障害の診断であり、これは医学診断である。筆者は現在の医療法では医師ではない心理師（士）が診断を行うことは違法であり公表しない方が良いと考え、筆を折った。大学や大学院の臨床心理学科でも診断してはいけないと教えていると聞く。

しかし、臨床現場では医師のオーダーで仕事を行い、結果を医師に報告する。医師の下請けであり、最終的に診断するのは医師である。心理師（士）の報告を採用するか否かの権限は医師にあるのだから、問題がないのではないかと考えるに至った。逆に、これだけ専門性が高い高次脳機能診断を専門外の医師にやれというのは無理がある。その結果、例えば本人や家族から記憶の衰えを訴えられただけ、あるいは長谷川式簡易知能評価スケールで20点以下であれば機械的に認知症と診断し、アリセプトを処方するなどの治療が通常行われている。自然の成り行きであろう。高次脳機能障害の診断は心理学における広い意味での行動評価であり、基礎学問はこれも広い意味での実験心理学である。

臨床心理士は国家資格ではないため、長期にわたり医療現場で正規に働くことができなかった。しかし、2017年に国家資格である公認心理師が誕生したため、心理師（士）も医療領域で常勤で働くことができるようになった。医療で現在心理師（士）に求められている最大の業務は認知症のアセスメントであるが、心理師（士）の多くがテストマシーンとして使い捨てられている。これは大変残念なことである。優秀で意欲もある心理師（士）は大勢いる。多くの心理師（士）が信頼に耐えうる診断結果を医師に提供する実績を積むことができれば、いつの日か心理師（士）が高次脳機能診断の専門家として認められる日が来ると信じている。

最後になりましたが、本著にタイトルを付けて下さり帯を書いて下さった旧知のリハビリテーション医師佐山一郎先生、カバーのため惜しみなく作品を提供して下さった旧友の日本画家山﨑洋子さん、売れる見込みがない本著の出版を引き受け、筆者の意向を大切に丁寧な本造りをして下さった風間書房の風間敬子代表取締役、校正を手伝って下さった大高庸平さんに心から感謝申し上げます。

皆様のご協力のお陰で本著が日の目を見ることができました。医療で働く心理師（士）の皆様のお役に立つことができればうれしいことです。

2021年3月

中野光子

著者略歴

中野　光子（なかの　みつこ）

横浜高次脳機能障害診断法研究会主宰
日本心理臨床学会 名誉会員

1965年　東京都立大学人文学部心理学科卒業
1967年　東京都立大学大学院人文研究科修士課程修了
1973年　東京都立大学大学院人文研究科博士課程単位取得満期退学
2018年　博士学位取得（心理学）　首都大学東京（東京都立大学）大学院

大学院在学中よりフリーで約50年間複数の病院で臨床業務に従事してきた。精神科、神経内科、脳外科、リハビリテーション科、小児科でアセスメントとカウンセリング業務を、同時に青山学院大学、横浜市立大学、横浜国立大学等で非常勤講師を兼任。停年まで「神経心理学」の講義を担当した。現在は神経内科病院と総合病院の脳外科に非常勤で勤務しているほか横浜高次脳機能障害診断法研修会を開催している。

公認心理師・臨床心理士のための
高次脳機能障害の診かた・考え方

2021年5月20日　初版第1刷発行

著　者　中　野　光　子
発行者　風　間　敬　子
発行所　株式会社　風　間　書　房

〒101-0051　東京都千代田区神田神保町1-34
電話 03（3291）5729　FAX 03（3291）5757
振替 00110-5-1853

印刷　堀江制作・平河工業社　　製本　井上製本所

NDC分類：140

ISBN978-4-7599-2385-8　Printed in Japan